• *Colección Cien x 100 – 13* •

¡Paso de dormir!

100 consejos para que los adolescentes duerman bien

Javier Albares y Francisco Segarra
(Clínica del Sueño Dr. Estivill)

ediciones
Lectio

A Sara, Iván, Pau y Xavi,
nuestros futuros adolescentes

Primera edición: marzo de 2014

© Javier Albares y Francisco Segarra
© Clínica del Sueño Dr. Estivill

© de la edición:
9 Grupo Editorial
Lectio Ediciones
C/ Muntaner, 200, ático 8ª – 08036 Barcelona
Tel. 977 60 25 91 – 93 363 08 23
lectio@lectio.es
www.lectio.es

Diseño y composición: Imatge-9, SL

Impresión: Romanyà-Valls, SA

ISBN: 978-94-16012-10-7

DL T 9-2014

ÍNDICE

PRÓLOGO

Dormir es una actividad necesaria para la supervivencia del organismo. Sirve para dejar descansar nuestro cuerpo y nuestro cerebro de las actividades diarias, con una finalidad restauradora y reparadora.

Cada vez más, nuestra sociedad es consciente de la necesidad de dormir bien, aunque hay un grupo de edad que todavía lo menosprecia. Esto es lo que opinan, por desconocimiento, muchos adolescentes.

Este libro, que tengo el honor de prologar, expone aspectos de normalidad y patología del sueño de los adolescentes de forma clara y muy fácil de entender. Su finalidad es seguir con nuestra labor de información y divulgación de las investigaciones científicas para un mayor conocimiento de la población.

Es una herramienta muy útil para padres, educadores y adolescentes, que les permitirá entender algunas de las características de este apasionante período de tiempo que es la adolescencia.

Es un placer felicitar a los autores, Francisco Segarra y Javier Albares, miembros de nuestra Clínica del Sueño y excelentes compañeros de camino, que con su labor asistencial y de investigación ayudan desde hace más de veinte años a dormir mejor a una parte importante de nuestra sociedad.

DR. EDUARD ESTIVILL
Especialista europeo en medicina del sueño,
director de la Clínica del Sueño Estivill del Hospital
Universitari Quirón Dexeus y coordinador de la Unidad
del Sueño del IDC Hospital General de Catalunya

Agradecimientos

Nuestros agradecimientos por su valiosa colaboración a:

– Las estudiantes del Instituto Menéndez y Pelayo: Helena Corri-güelas, Mireia Llongueras, Laia Sabater, Eugenia Butori, Paula González y Júlia Sala; y Mariona Domènech, profesora, bióloga e investigadora infatigable.

– Los miembros del grupo de cronobiología de la Sociedad Española del Sueño: Gemma Giménez, Francis Sellés, Juan Antonio Madrid, Teresa Canet, María José Jurado y Milagros Merino, coautores del documento "Consenso sobre Síndrome de Fase Retrasada de Sueño".

INTRODUCCIÓN

Ana es una brillante estudiante de 14 años algo introvertida pero feliz que está cursando tercero de ESO. Se encuentra en el último trimestre del curso, y últimamente su rendimiento escolar ha descendido sorprendentemente, su responsabilidad se ha convertido en infructuosa obsesión y su ordenada actividad diurna en agitación, irritabilidad y desorganización, que desembocan de forma casi diaria en lágrimas de impotencia y desconcierto.

Lo peor es que toda esa angustia diurna apenas le deja conciliar el sueño hasta las 3 o las 4 de la madrugada, y la falta de descanso agrava los signos durante el día, entrando así en una malévola pesadilla que parece no tener fin. **¿Y si el proceso fuera justo el inverso, y es precisamente la incapacidad para dormir la que ha desencadenado todo el problema?**

Plantearemos pautas concretas para intentar solucionar los problemas de sueño conforme al tipo de disfunción que hayáis detectado. Hablaremos de diferentes estrategias y fórmulas que os pueden ayudar a dormir mejor, eliminando las situaciones anómalas, reforzando las adecuadas y modificando aquéllas perfectibles. Con un poco de paciencia, esfuerzo y conocimiento, seguro que mejoraremos.

El plan de acción siempre empieza por ti, pero casi siempre pasa por tus padres y tu entorno familiar: leed juntos este libro, que escuchen tus dificultades para dormir y entre todos buscad la mejor solución.

PRIMERA PARTE. CONOCER/DIAGNÓSTICO

El cerebro de los adolescentes

01 / 100

CASO PRÁCTICO

Mireia, de 17 años de edad, lleva ya varios meses con problemas de sueño...

Surgen problemas en casa. Comenzó con dificultades para conciliar el sueño. Hasta el año pasado siempre había dormido bien, pero, desde entonces, su hora de conciliar el sueño se ha ido retrasando de forma progresiva. Ella sigue acostándose a la misma hora de siempre, las diez de la noche, para intentar dormir las nueve horas necesarias en alguien de su edad, pero cada vez el sueño llega más tarde. A pesar de estar en la cama quieta, con la luz apagada y concentrándose para dormir, el sueño no llega hasta las cuatro de la mañana.

Tres horas más tarde tiene que levantarse para ir a la escuela, pero no lo consigue ni con tres despertadores ni con la ayuda persistente de sus padres, que la llaman sin conseguir respuesta. Ella parece sumida en un profundo sueño imposible de interrumpir.

Algunos días es incapaz de levantarse y no va a clase, otros al final lo consigue y va a clase prácticamente arrastrándose, malhumorada, irritable y triste. Poco queda de la joven alegre y dicharachera que el curso anterior explicaba a su padre sus mágicos sueños de la noche anterior mientras iba en el coche camino del colegio.

Ya en el colegio, se queda dormida en su mesa durante la primera hora de clase, con el importante enfado del profesor cuando lo descubre. Nadie le pregunta qué le sucede, se da por hecho que las clases poco le interesan y que su falta de rendimiento escolar es por vagancia. Pronto llegan las notas a casa: ni rastro de la brillante estudiante que siempre había sido.

En casa se crea un ambiente malísimo. Se le acusa de falta de interés, de pasarse las noches sin dormir porque quiere y de desinterés por los estudios. El ambiente es cada día peor.

Por suerte, Mireia tiene una amiga a la que le pasó algo similar el año anterior. Ella fue al médico, una clínica del sueño, donde le dijeron que lo que le pasaba era algo muy frecuente en personas de su edad. Le explicaron que era un desajuste de su reloj biológico y que el problema tenía una solución sencilla: sincronizar ese reloj interno con sus necesidades sociales y académicas. En una semana tenía el problema resuelto y todo volvía a ser como antes.

Éste es un ejemplo que por suerte concluye bien al instaurarse un correcto tratamiento, pero en muchos casos esa visita al especialista nunca llega y el problema se alarga durante toda la vida. En estos casos serán personas incapaces de adaptar sus horarios a las necesidades laborales, sociales y familiares. Sus vidas quedarán condicionadas y limitadas a trabajos nocturnos y, normalmente, a un cierto aislamiento social.

02 / 100

¿QUÉ ES LA ADOLESCENCIA?

La adolescencia es un período diferenciado en el cual los jóvenes prefieren la novedad, las emociones fuertes y la compañía de sus coetáneos. Esto desmiente la idea de que se trata de un concepto cultural: la cultura no crea la adolescencia. La singularidad de esta fase de la vida deriva de los genes y procesos del desarrollo, que han sido seleccionados a lo largo de miles de generaciones porque desempeñan un papel crucial en este período de transición de la vida: producir un individuo plenamente preparado para abandonar un hogar seguro hacia un territorio desconocido. Ésta es seguramente la decisión más compleja a la que nos enfrentamos en nuestras vidas.

En la actualidad, los especialistas en adolescencia afirman que este período de la vida se ha ido alargando cada vez más. Hasta hace no demasiados años se consideraba que la adolescencia era el período comprendido desde los 12-13 años hasta los 17-18, pero los últimos datos indican que en la actualidad la adolescencia se alarga en algunos casos hasta los 26-27 años. Esto es debido a que cada vez más los hijos siguen viviendo con los padres, dependiendo económicamente de ellos y sin la necesidad de tener que tomar decisiones cruciales para su futuro.

En algunas ocasiones, sobre todo en familias de clase alta, esto sucede por un acomodamiento de los jóvenes, que prefieren que les den todo hecho sin tener que molestarse por buscarse la vida. Pero en otros muchos casos lo que pasa es que la difícil situación económica y laboral actual, con elevados porcentajes de desempleo juvenil, impide a nuestros jóvenes tener la opción de independizarse.

03 / 100

¿QUÉ CARACTERIZA A LOS ADOLESCENTES?

Los adolescentes son probablemente los humanos con mayor capacidad de adaptación, y si no fuese por ellos seguramente el ser humano no se habría extendido por todo el mundo.

Esta teoría adaptativa es difícil de entender para los padres, que tienen que lidiar con hijos adolescentes en su etapa más difícil y conflictiva. Los rasgos molestos de los adolescentes, como la estupidez, el egoísmo o la tendencia a correr riesgos, no son lo más significativo de la adolescencia, sino lo que más llama nuestra atención, porque nos exaspera y pone en peligro la vida de nuestros hijos.

Recuerdo el caso del hijo adolescente de unos amigos, de 18 años de edad, que acababa de obtener el carné de conducir. Fue detenido por conducir a más de 170 km/h. Cuando sus padres fueron a recogerlo a la comisaría, él les explico que le habían sorprendido conduciendo "un poco rápido".

Los padres le argumentaron que conducir a 170 km/h era algo más que "un poco rápido", que si hubiese tenido un pinchazo o algún contratiempo podría haber tenido un accidente mortal. Además, se tendría que hacer cargo de la multa y de los costes del abogado. Él no discutió y se mantuvo tranquilo, tanto como para llegar a desesperar aún más a sus padres. Solamente le molestaba una cosa: había sido acusado de conducción imprudente. Argumentó que no era cierto, ya que imprudente habría sido ir distraído...

Conducía a esa velocidad por una recta, con buena visibilidad, carretera seca y sin tráfico. Además, y lo más importante para él, iba totalmente concentrado en la conducción.

04 / 100

¿TIENE UNAS CARACTERÍSTICAS ESPECIALES EL CEREBRO DE LOS ADOLESCENTES?

Hasta hace poco tiempo se pensaba que el cerebro humano estaba prácticamente formado a los seis años de edad. En las dos últimas décadas se ha comprobado con distintos métodos científicos, como la resonancia cerebral funcional, que esto no es así. Estas pruebas han demostrado que nuestros cerebros tardan mucho más en formarse de lo que se creía. Nuestros cerebros experimentan una reorganización masiva en esta etapa de la vida.

Durante la adolescencia el cerebro sufre una extensa remodelación. Los axones mejoran su aislamiento con la mielina, lo que multiplica por cien su capacidad de transmisión. Las dendritas se multiplican también enormemente, favoreciendo la conexión entre neuronas. Las sinapsis más utilizadas se refuerzan, y las que se usan menos se atrofian. De esta forma, la corteza cerebral se hace más fina y eficiente. La combinación de estos cambios hace del cerebro un órgano mucho más rápido y sofisticado. El proceso de maduración que antes se creía terminado a los seis años prosigue durante toda la adolescencia.

Los escáneres realizados desde los años noventa muestran cómo esos cambios físicos avanzan lentamente como una oleada desde las partes posteriores del cerebro hacia la frontal, desde áreas próximas al tronco cerebral que controlan las funciones más primitivas y básicas, como la visión, el movimiento y el procesamiento fundamental de datos, hacia las áreas pensantes del lóbulo frontal, evolutivamente más nuevas y complejas. El cuerpo calloso que conecta el hemisferio izquierdo y el derecho y transporta información esencial para muchas funciones cerebrales avanzadas se engruesa paulatinamente.

También se fortalecen los vínculos entre el hipocampo, una especie de directorio de la memoria, y las áreas frontales que establecen los objetivos y comparan diferentes planes de acción.

05 / 100

¿QUÉ CONSECUENCIAS TIENEN ESTOS CAMBIOS EN EL CEREBRO DE LOS ADOLESCENTES?

Como resultado, mejoramos la capacidad de integrar la memoria y la experiencia en nuestras decisiones, así como de sopesar y valorar muchas más líneas de actuación que antes.

Cuando este proceso de maduración cerebral avanza con normalidad, conseguimos sopesar mejor los deseos, los impulsos, el interés egoísta, las normas, la ética e incluso el altruismo y generar un comportamiento más complejo y, en la mayoría de los casos, más sensato. Pero a veces, sobre todo al principio, cuando el proceso de maduración acaba de empezar, el cerebro hace ese trabajo con torpeza.

Esto explica, en parte, la irritante variabilidad de los adolescentes, que pueden estar encantadores en el desayuno e insoportables durante la cena, o parecer despiertos el lunes y sonámbulos el sábado.

En esta variabilidad del comportamiento están a menudo implicadas las características del sueño de los jóvenes. La privación crónica de sueño es prácticamente una constante.

Además de carecer de experiencia en general, todavía están aprendiendo a utilizar sus nuevas redes neuronales. El estrés, las situaciones conflictivas, el cansancio y, sobre todo, la somnolencia pueden causar fallos. Esto hace todavía más necesaria en esta fase de la vida una adecuada calidad y cantidad de sueño.

El caso de Paula es otro ejemplo claro. Esta encantadora joven de 17 años presentaba unos cambios de humor muy desconcertantes para sus padres durante todos los días laborables. Estaba irritable y malhumorada, esquiva e incluso muchas veces agresiva. Sin embargo, los fines de semana parecía otra persona diferente, amable, simpática, alegre y colaboradora.

Esta inestabilidad del carácter de Paula estaba claramente relacionada con las horas de sueño nocturno. Los días laborables, y debido al gran número de actividades extraescolares y a la sobrecarga de deberes del instituto, Paula dormía una media de seis horas. Sin embargo, los fines de semana dormía las nueve horas que son necesarias en este grupo de edad. Desde que la joven consiguió aumentar el número de horas de sueño de los días laborables, su carácter cambió, y de esta forma mejoró la vida de toda la familia.

06 / 100

¿QUÉ RESEÑAS HISTÓRICAS TENEMOS SOBRE LA ADOLESCENCIA?

¿Qué tienen estos chicos en la cabeza? La propia pregunta ya lleva a un juicio de valor. A lo largo de la historia se han citado fuerzas ocultas que sólo afectan a los más jóvenes.

Hace 2.300 años, Aristóteles concluyó que "la naturaleza caldea a los jóvenes como el vino a los beodos". William Shakespeare, en su obra *El cuento de invierno*, se refería a los adolescentes diciendo: "Ojalá no hubiese edad entre los diez y los veintitrés, o que los jóvenes pasasen ese tiempo durmiendo, ya con esas edades no hacen más que preñar mozas, ofender a los mayores, robar y pelear." Sigmund Freud veía en la adolescencia "la expresión de un tortuoso conflicto sexual".

Ese lamento tiñe también la mayor parte de la investigación científica más moderna sobre el tema. G. Stanley Hall, quien en 1904 formalizó el estudio de la adolescencia, creía que ese período de "agitación y estrés" reproducía una fase anterior y menos civilizada del desarrollo humano.

Esa forma de pensar se mantuvo hasta finales del siglo XX, cuando las nuevas técnicas de neuroimagen permitieron a los investigadores visualizar el cerebro con suficiente detalle para observar su desarrollo físico y sus patrones de actividad. Los nuevos instrumentos ofrecieron una nueva manera de plantear la vieja pregunta ("¿Qué les pasa a estos chicos?") y revelaron una nueva respuesta que sorprendió a casi todos. Resulta que nuestros cerebros tardan mucho más en desarrollarse de lo que creíamos.

Podríamos responder a estos grandes genios de nuestra historia que los cerebros de estos jóvenes todavía están en construcción.

07 / 100

¿LA ADOLESCENCIA, EL SUEÑO Y LA SALUD ESTÁN RELACIONADOS?

La adolescencia es la fantástica y a la vez conflictiva transición de la infancia a la edad adulta. Es interesante para una sociedad civilizada que de esta transición emerja un joven maduro, responsable y bien educado. Durante esta maduración mental y física, un triunvirato de salud preventiva debe ser inculcado como una filosofía de vida.

Una buena salud nutricional facilitará un proceso de crecimiento más saludable. Y, sobre todo, dormir bien y las horas necesarias permitirá al adolescente una mayor calidad de vida, que se reflejará en un mayor rendimiento y equilibrio emocional.

El sueño profundo, también llamado *sueño de ondas lentas*, es fundamental para un correcto crecimiento físico, ya que es durante esta fase del sueño cuando se segrega una gran cantidad de la hormona del crecimiento. Por otra parte, durante la fase de sueño REM es cuando se produce la consolidación de la mayoría de los procesos mentales, como el aprendizaje y la memoria. Un sueño correcto en cantidad y calidad nos garantizará por tanto un adecuado crecimiento y desarrollo, tanto físico como mental.

El ejercicio físico y mental mejoran también la calidad de vida. Una buena salud del sueño llevará a una mayor longevidad y un mejor aprovechamiento de las horas de vigilia. No estamos sanos a menos que nuestro sueño lo esté. Por desgracia, este tercer apartado del triunvirato de salud preventiva suele estar ausente entre las prioridades del adolescente. Su ausencia causa muchos efectos perjudiciales conocidos y otros muchos no conocidos aún en la vida de las personas.

08 / 100

¿ESTÁN LOS ADOLESCENTES PERDIENDO EL SUEÑO?

Podemos afirmar de forma rotunda que la mayoría de los adolescentes actuales están privados de sueño de forma crónica. Es decir, duermen menos horas de las que precisan.

Desgraciadamente, los estudios sobre el sueño de los adolescentes son todavía escasos, pero los datos existentes demuestran que los adolescentes, e incluso niños de primaria, frecuentemente se encuentran cansados en clase.

La queja de los profesores de ESO y bachillerato sobre la somnolencia de los estudiantes en clase es muy habitual. Esta situación se agrava debido a la tendencia del ritmo circadiano de los adolescentes al retraso de fase, así como al exceso de actividades extraescolares hasta altas horas de la tarde y/o los trabajos para ganar dinero extra.

Existe un déficit en la educación de los adolescentes sobre la importancia del sueño y los ritmos circadianos. Los humanos somos víctimas de la ignorancia sobre la relevancia del sueño en nuestras vidas, especialmente en esta etapa de transición que es la adolescencia, lo que tiene serias repercusiones para el resto de nuestras vidas.

Por desgracia, no son infrecuentes las campañas publicitarias en las que se transmite la idea de que dormir es perder el tiempo. Esta idea, unida a la necesidad que los jóvenes tienen de experimentar y vivir intensamente, además de la sobrecarga de tareas y actividades extraescolares que suelen tener, les lleva a pensar que lo más fácil y rentable es quitar horas al sueño, provocando una privación crónica de sueño.

Un estudio reciente que realizamos sobre un grupo de más de 600 adolescentes nos mostró unos resultados claramente alarmantes: ninguno de los adolescentes encuestados dormía las nueve horas que deberían dormir durante esta etapa de la vida.

09 / 100

¿MENOSPRECIAN LOS ADOLESCENTES EL RITMO DE SUEÑO?

En contra de lo que muchas personas creen, sobre todo en este grupo de edad, los adolescentes no necesitan menos horas de sueño que el resto, sino más bien al contrario, necesitan más horas que un adulto normal. Nueve horas serían las correctas.

Javier, uno de los dos autores del libro, recuerda perfectamente sus años de adolescencia. No entraremos en detalles que poco interesan para el tema y que podrían dar para otro libro, pero sí recordaremos aquellas mañanas en las que el padre de Javier entraba en la habitación para despertarle. "Son las ocho, Javi, hay que levantarse." Su respuesta era o nula o suplicante: "Sí, sí, ya voy, sólo diez minutos más."

Evidentemente, diez minutos más tarde seguía completamente dormido, deseando que nadie volviese a entrar en su habitación, ya que aquellos bien intencionados intentos de despertarle causaban en Javier un tremendo dolor físico y mental. Al final, terminaba por levantarse, pero el humor, estado de ánimo y rendimiento durante las primeras horas de la mañana distaban mucho de lo que se puede considerar una saludable vida de adolescente.

El motivo era sencillo: había dormido menos horas de las que necesitaba y estaba pagando las consecuencias de menospreciar la importancia del sueño, algo que para Javier en aquella época parecía una auténtica estupidez.

Durante décadas se han estudiado distintos aspectos de la vida de los adolescentes, tiempo que dedican a estar con sus amigos, viendo la televisión o realizando distintas actividades extraescolares. Todo ello centrado en las horas de vigilia, pero ¿qué ocurre con su sueño? Es, como observaremos, el gran olvidado.

10 / 100

¿POR QUÉ SE ACUESTAN TARDE LOS ADOLESCENTES?

Un importante descubrimiento es que la tendencia de los adolescentes a acostarse tarde no es un fenómeno puramente psicológico o social, como se creía, sino que parece ser que el ritmo circadiano de los adolescentes tiene una mayor tendencia que en el resto de edades al retraso de fase, es decir, a la imposibilidad de dormir a la hora deseada, tendiendo a que ésta se retrase cada vez más y presentando después importantes dificultades para levantarse a la hora indicada para las obligaciones académicas. Resumiendo, podemos decir que los adolescentes sencillamente no pueden decidir la hora de acostarse y de levantarse por sí mismos.

El conocimiento cada vez mayor sobre la importancia del sueño debe ayudar a una mejor planificación de las actividades que realizan los adolescentes. Se tiene que hacer un especial esfuerzo en conseguir que ellos sean conscientes de las serias repercusiones que supone dormir poco o mal. La sociedad también debe tomar conciencia de las consecuencias que tiene y tendrá el hecho de no ocuparse de que nuestros jóvenes duerman de forma correcta.

Es frecuente encontrar en nuestra consulta de medicina del sueño adolescentes que vienen acompañados de sus padres, todos muy preocupados, porque desde hace meses el joven en cuestión presenta importantes dificultades para iniciar el sueño. Por mucho que intenten acostarse temprano para dormir las horas que supuestamente deberían, se muestran incapaces de dormirse, y una vez que tras varias horas de lucha con la almohada consiguen conciliar el sueño ya es tan tarde que se tienen que levantar al poco tiempo. Ello da como resultado un sueño insuficiente con las importantes repercusiones que ya hemos comentado.

La mayoría de estos casos son ejemplos de síndrome de retraso de fase, que más tarde abordaremos con detenimiento.

11 / 100

¿QUÉ APORTA UNA BUENA SALUD DEL SUEÑO DESDE LA ADOLESCENCIA?

¿Alguien se ha detenido a preguntar a esos adolescentes, en muchas ocasiones ya adultos, cómo duermen habitualmente?

Todos conocemos el cambio espectacular que se produce en estas personas cuando consiguen dormir las horas que necesitan y van frescos y despejados al colegio o a otras obligaciones de la mañana, cómo cambian sus percepciones sobre sus clases y profesores y cómo aumenta su rendimiento. De hecho, se aprecia una relación directa entre horas de sueño y lo interesantes que nuestros adolescentes encuentran las clases y sus profesores.

Por desgracia, vivimos en una sociedad en la que hasta hace no más de dos o tres décadas el sueño había sido el gran olvidado en el ámbito de la salud. En este tema los especialistas en medicina del sueño debemos asumir nuestra importante parte de responsabilidad y hacer todo lo posible por intentar recuperar parte del tiempo perdido o, al menos, no seguir perdiéndolo en el presente y en el futuro.

Tenemos constantes ejemplos de la importancia de mantener unas adecuadas cantidad y calidad del sueño en nuestra vida diaria, y de como éstas condicionan nuestro día a día y, por tanto, nuestra calidad de vida. ¿Quién no conoce, o incluso no ha vivido en primera persona, a algún joven que considera las clases de las mañanas enormemente aburridas y nada motivadoras, o los profesores un auténtico tostón, con las importantes repercusiones académicas y sociales que ello implica?

Si queremos desarrollar una sociedad en la que una buena salud del sueño sea una prioridad, un momento crucial para hacerlo es la adolescencia. Dar información sobre el sueño, la privación de sueño, los ritmos biológicos y los trastornos del sueño será crucial en estas edades. Introducir programas de actuación e intervención que permitan establecer unos horarios que garanticen unas correctas cantidad y calidad del sueño de nuestros adolescentes es una obligación que tenemos todos los que podamos tener cualquier tipo de influencia sobre el asunto.

No hacerlo implicará haber perdido una oportunidad de oro de mejorar nuestra sociedad y la calidad de vida de su miembros.

El sueño de los adolescentes

12 / 100

¿QUÉ ES EL SUEÑO? ¿Y EL RITMO CIRCADIANO?

El sueño es una necesidad fisiológica vital, una función biológica que además de regirse por parámetros cronobiológicos (por ejemplo, ritmo de la temperatura, cortisol, melatonina) tiene una característica particular: esa función biológica es modificable por factores de conducta, porque además de un patrón cronobiológico el sueño es un hábito y, como cualquier otro hábito, es susceptible de aprenderse y también de "desaprenderse".

El ser humano tiene fijadas muchas de sus actividades según un ritmo circadiano (palabra derivada del latín *circa*, 'aproximadamente', y *diem*, 'día'). Es un ritmo cuyo período se sitúa entre 20 y 28 horas. El ritmo vigilia-sueño del adulto es de tipo circadiano, es decir, de aproximadamente un día.

El reloj circadiano humano a veces se altera y va demasiado rápido o demasiado lento, de manera que los ritmos empiezan relativamente avanzados o retrasados con respecto a lo que está preprogramado. El ritmo circadiano humano se organiza siguiendo un patrón regular de aproximadamente 24 horas (realmente es de unas 24,6 horas) regulado por el núcleo supraquiasmático del hipotálamo (NSQ), y logra sincronizarse gracias a unos marcadores *zeitgebers* externos de los cuales el más importante es la luz.

Javier siempre tuvo fama de dormilón, solía levantarse tarde y no tenía muchas dificultades para trasnochar los fines de semana y en vacaciones, lo cual nunca le había preocupado a él ni a su familia, ya que no había interferido en su vida cotidiana. Además, su padre era como él y ya se sabe, de tal palo tal astilla.

El verano en que cumplió 17 años, y dada la proximidad de su mayoría de edad, consiguió de sus padres una libertad inusual hasta entonces en lo que hacía referencia a las fiestas nocturnas con sus amigos. De hecho, trasnochar, levantarse muy tarde y una anarquía horaria en la mayoría de sus hábitos fue la norma durante todo ese verano.

La resignación paternal se convirtió en una mezcla de reproche y preocupación a partir de septiembre, cuando fue literalmente imposible (a pesar de los sinceros intentos de Javier por "adaptarse" al horario escolar) conseguir más de tres o cuatro horas de sueño nocturno.

Después de varias semanas de infructuosos "tratamientos" para el insomnio pautados por su médico de familia, acudieron a la Clínica del Sueño, donde se le diagnosticó una alteración del ritmo circadiano que tenía solución.

13 / 100

¿QUÉ REGULA EL CICLO DE VIGILIA-SUEÑO?

Sabemos que todos los seres vivos, incluyendo los humanos, y entre ellos los adolescentes, están sujetos a variaciones temporales que se repiten de forma periódica y que marcan de una forma determinante todas nuestras funciones vitales. Muchos ritmos biológicos se repiten con una periodicidad de 24 horas: son los conocidos como *ritmos circadianos*, y el ritmo del sueño es uno de ellos.

El ciclo vigilia-sueño está regulado por el núcleo supraquiasmático del hipotálamo, que actúa como reloj biológico. Este reloj necesita sincronizadores externos e internos que le permiten mantener una regularidad, ayudando de esta forma a las personas a llevar unos horarios regulares. Entre los sincronizadores externos más importantes están la luz y los hábitos personales y sociales.

En ausencia de luz, la glándula pineal segrega melatonina, favoreciendo la somnolencia, mientras que la exposición a la luz inhibe su secreción, favoreciendo la vigilia. Así pues, es fácil entender que debemos dormir en completa oscuridad (utilizando incluso si fuera necesario un antifaz) para no interferir el sueño.

Actualmente nuestros adolescentes están expuestos a varios *zeitgebers* externos que sin saberlo pueden alterar la sincronización del ritmo circadiano. Recordamos a Marta, una joven de 14 años enamorada del deporte y a la que se le daba muy bien el patinaje artístico; de hecho, estaba en un equipo de deportistas destinados a llegar a la élite. A las interminables horas de entrenamiento (muchas de ellas por la tarde), había que "incrustar" el tiempo para el estudio.

Los trabajos con el ordenador y los deberes acumulados —aun llevando un programa específico adaptado a sus necesidades— comenzaron a retrasarse, y la secuencia "acostarse-dormir" alguna noche dejó de ser automática, hasta que, casi sin saber cómo, no conseguía conciliar el sueño antes de la una la mayoría de noches.

Aunque no fuera un desfase exagerado, sus horarios escolares la obligaban a levantarse a las siete. Evidentemente, con seis horas de sueño el alto rendimiento que perseguía empezó a disminuir. Recuerdo el caso porque no fue un cuadro clínico fácil de resolver por el entorno especial que envolvía la deportiva vida de Marta. Ese entorno, las rutinas de Marta, sus obligaciones y una predisposición biológica específica desembocaron en una alteración circadiana provocada, sobre todo, por factores externos.

14 / 100

¿SON CONSCIENTES LOS ADOLESCENTES DE LA NECESIDAD DE DORMIR BIEN?

Los adolescentes y adultos jóvenes tienden a ser lechuzas (prefieren acostarse tarde y levantarse también tarde), mientras que la gente mayor tiende a ser alondra (acostarse y levantarse pronto).

Dos son los cambios fundamentales que se producen en el patrón de sueño de los adolescentes. El primero es un cambio en los horarios de sueño, influido fuertemente por factores psicosociales que coinciden por cambios en la biología del sueño y del sistema circadiano.

Esto lleva a un retraso en la hora de acostarse y a una cantidad de sueño insuficiente producida por el retraso. Por otro lado, existe la innegociable hora de levantarse, con interrupción prematura del sueño, debido a los horarios escolares.

Paradójicamente, la mayoría de insomnes están muy bien informados en lo que a medidas higiénicas del sueño se refiere, más incluso que los buenos dormidores. Sin embargo, el grado de cumplimiento es peor en este grupo de pacientes: los adolescentes "desprecian" la necesidad de sueño, realizan actividades "a costa del sueño" y no valoran las consecuencias de dormir poco.

Muchos son los casos de chicos y chicas privados de sueño simplemente porque, involuntariamente o no, reducen sus horas de sueño.

A nuestra consulta acuden padres que literalmente "no saben qué hacer" para conseguir que sus hijos se acuesten a una hora prudencial. Realmente no se trata de una patología, pero a la hora de acostarse todo son excusas del tipo "Ahora acabo", "Ya voy", "En dos minutos apago la luz", etc.

Siempre queda una última cosa que hacer antes de dormir. En estos casos, aun no necesitando un tratamiento específico, una explicación técnica de un profesional quizás conseguirá que estos adolescentes sigan las pautas correctas.

15 / 100

¿QUÉ OTRAS CONSECUENCIAS TIENE DURANTE EL DÍA LA FALTA DE SUEÑO?

La relación entre sueño insuficiente nocturno y somnolencia diurna es más que evidente. La somnolencia se ha asociado a dificultades durante el día en adultos, como falta de concentración y bajo rendimiento laboral, mientras que en los adolescentes se asocia a una disminución del rendimiento académico y las funciones cognitivas.

La falta de sueño también se asocia a una disminución de eficacia de nuestro sistema inmunológico, es decir, a tener menos defensas, y aunque no se han realizado demasiados estudios que hayan probado una mayor incidencia de enfermedades en personas privadas de sueño, la relación parece clara, y la falta de datos es una simple consecuencia de que todavía no se han realizado estudios amplios suficientes.

Por mucho que crea saberlo todo sobre sus ritmos de sueño, debemos concienciar al adolescente de que la información hay que ponerla en práctica. Del mismo modo, habrá que desmontar algunas creencias erróneas, como la frecuente "A mí el café no me afecta", modificar algunos hábitos inadecuados ("El alcohol es lo único que me hace dormir") o cambiar la forma y el momento de algunas conductas incompatibles con el sueño (el ejercicio intenso a última hora de la tarde dificulta la conciliación del sueño, pero sin embargo el ejercicio suave a media tarde puede favorecerlo).

En general, los conocimientos básicos sobre la higiene del sueño son necesarios para iniciar el proceso.

16 / 100

¿EN QUÉ GRADO AFECTA AL RENDIMIENTO?

Los adolescentes que duermen menos horas obtienen peores notas y presentan mayor tendencia al ánimo deprimido y al abuso de drogas. Debemos insistir en que los adolescentes necesitan más horas de sueño y no menos. Por diferentes motivos (estudios, actividades extraescolares, trabajos, fiestas y ocio), los adolescentes siempre tienden a privarse de horas de sueño.

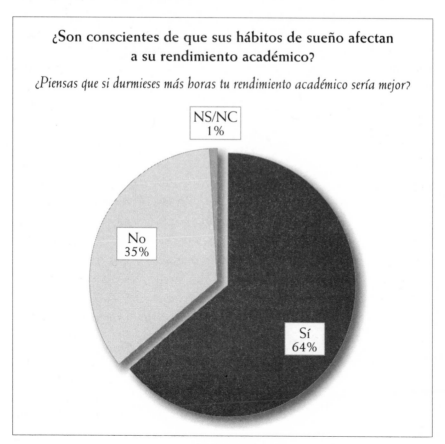

¿Son conscientes de que sus hábitos de sueño afectan a su rendimiento académico?

¿Piensas que si durmieses más horas tu rendimiento académico sería mejor?

NS/NC
1%

No
35%

Sí
64%

La privación crónica de sueño causa una disminución contrastada en la capacidad de atención, concentración y memoria, con importantes repercusiones a nivel académico.

Si se acude a clase y se estudia habiendo dormido correctamente, el aprovechamiento del tiempo y de los recursos es mucho mayor. Se puede rendir lo mismo estudiando menos horas si el descanso nocturno ha sido el correcto.

Si no conseguimos que nuestros adolescentes acudan a clase con interés, para lo cual es necesario que estén descansados y con una suficiente cantidad de sueño, de poco valdrán los esfuerzos en innovación, organización escolar, formación del profesorado y demás estrategias para mejorar nuestro sistema educativo.

En los adolescentes también se ha demostrado una mayor incidencia de accidentes en situaciones de privación de sueño, entrando en este grupo los terroríficos accidentes de tráfico, muchas veces letales en personas jóvenes. La falta de sueño también se asocia a importantes alteraciones del estado de ánimo, a la alteración del control de las emociones y a la irritabilidad, la agresividad y la violencia.

17 / 100

¿POR QUÉ NO TIENE SUEÑO HASTA LAS TANTAS?

En la adolescencia se produce con mucha frecuencia un fenómeno llamado *síndrome de retraso de fase*, es decir, el reloj biológico tiende a retrasarse. La sensación de sueño aparece paulatinamente cada vez más tarde, retrasándose de forma paralela la hora de levantarse.

Los sincronizadores internos más importantes son la secreción de melatonina y de cortisol y el ritmo de la temperatura corporal. Gracias a este reloj biológico, cada día se repite el fenómeno de estar despiertos durante el día y tener sueño y poder dormir por la noche.

Hasta un 60% de los adolescentes de 14 y 15 años se sienten cansados por falta de sueño y/o dificultad para dormir.

Los patrones del sueño en los humanos se forman a partir de la interacción de distintos procesos: la maduración y el desarrollo, fenómenos de comportamiento y mecanismos intrínsecos que regulan el sueño y el ritmo circadiano. Todos estos factores desempeñan un papel especialmente importante durante los años en los que se pasa de la infancia a la madurez, es decir, durante la adolescencia, etapa en la que se producen unos cambios especialmente importantes de los patrones del sueño.

En el caso de Miguel, había algunos detalles de su historia clínica que no acababan de cuadrar. Cuando acudió a la consulta tenía 15 años, y el motivo de consulta era su "mala calidad de sueño con despertares frecuentes y sueño agitado".

Sin embargo, explicaba que tenía la sensación de dormir mejor la segunda parte de la noche, especialmente los fines de semana. Nos confundía el hecho de que conciliaba más o menos bien el sueño a la hora prevista, pero dormía "muy mal" las primeras horas y "muy bien" las últimas (datos que luego confirmó la polisomnografía nocturna, que además descartó alteraciones primarias del sueño que justificaran el problema).

Un registro de actimetría de última generación que mide simultáneamente actividad, temperatura y exposición a la luz fue la clave del diagnóstico. Descubrimos una curva de temperatura totalmente alterada, prácticamente "plana" (no disminuía lo suficiente las primeras horas de la noche), que producía esos problemas de sueño. Finalmente, y tras realizar unas analíticas, se diagnosticó un trastorno endocrino que pudo solucionarse felizmente.

18 / 100

¿UN RELOJ BIOLÓGICO DE 25 HORAS?

Parece ser que en estas edades el reloj biológico es de unas 25 horas, lo que favorece que los adolescentes no encuentren nunca la hora de acostarse y presenten casi siempre dificultades para levantarse por las mañanas, cuando sus necesidades, sobre todo académicas, lo requieren.

Los nuevos hábitos sociales, como las nuevas tecnologías antes de las horas del sueño, y los horarios irregulares de acostarse, sobre todo los fines de semana (*jet lag* social), contribuyen a hacer aún más difícil la sincronización del reloj biológico y el ritmo circadiano vigilia-sueño con los horarios de la vida real.

Otro caso: "Mañana tengo una presentación oral y tengo que acabar de preparar las diapositivas. Llamaré a Bea para que me recuerde qué parte tenía que hacer ella y cuál preparo yo. Huy, qué tarde es, ya son las 22 h. Bueno, no pasa nada, contesto los mensajes del Facebook y la llamo..." Cuando el padre de Sara entra en su habitación para darle las buenas noches, el panorama es desolador.

Desorden total y absoluto, todos los focos halógenos de la habitación encendidos, el flexo del escritorio también. Está hablando con Bea de las "diapos" por el teléfono de casa (en modo manos libres), mirada fija en la pantalla del ordenador (Facebook) y su *smartphone* sin dejar de emitir sonidos de recepción de mensajes-*whatsapp*... ¿Cómo va su cerebro a poder dormir al poco rato? Este caso lo conocemos bien y habrá muchísimos como éste (como mínimo otro, Bea, que está al otro lado de la línea de teléfono a las 22 h probablemente en una situación idéntica en su casa).

19 / 100

¿QUÉ ES UN CUESTIONARIO DE MATUTINIDAD-VESPERTINIDAD?

Es un tipo de cuestionario para la determinación de las preferencias horarias de los sujetos, que los clasifican en matutinos o vespertinos. El de Horne y Ostberg fue el original, y el Social Rhythm Metric (SRM) y el Munich Chronotype Questionnaire (MCTQ) son variantes de éste.

El cronotipo con preferencia vespertina va muy unido con un patrón de sueño retrasado o irregular. Sin embargo, según la Academia Americana del Sueño, no hay suficiente evidencia para recomendarlo como herramienta de rutina para el diagnóstico del SRF.

La mayoría de los adolescentes que acuden a nuestra consulta con dificultades para dormir tienen muchas probabilidades de tener un síndrome de retraso de fase. Sin embargo, en algunas ocasiones (como en el caso antes mencionado de nuestra deportista Marta) el simple hecho de tener un cronotipo vespertino unido al hecho de que los hábitos y las rutinas diarias favorecían el desplazamiento de su ritmo circadiano producían la alteración del sueño.

En muchas ocasiones los cuestionarios de matutinidad-vespertinidad nos ayudan a complementar la historia clínica para llegar a un diagnóstico correcto.

Estos breves cuestionarios hacen referencia a varios aspectos (cognitivo, físico, anímico) en los diferentes momentos del día, lo que nos permite definir el tipo de cronotipo de cada persona, es decir, las "preferencias biológicas" de cada individuo. Nuestros adolescentes suelen ser vespertinos, es decir, tienen un mejor rendimiento por la tarde-noche que durante la mañana.

20 / 100

¿HAY QUE HABLAR DE TABACO, DROGAS Y ALCOHOL CON EL ADOLESCENTE QUE DUERME MAL?

Un análisis exhaustivo del estilo de vida, de las rutinas previas al sueño y del consumo de sustancias que pueden interferir en el sueño (alcohol, algunos medicamentos, estimulantes, etc.) se hace indispensable antes de iniciar cualquier tratamiento.

¡Alerta! Datos de consumo de alcohol

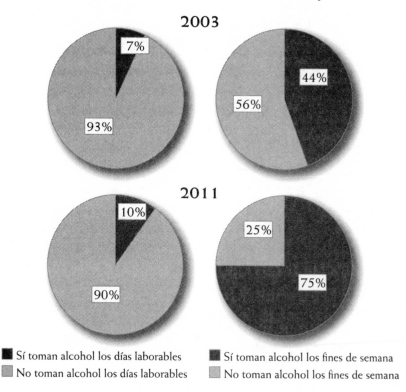

Consumo de alcohol días laborables   *Consumo de alcohol fines de semana*

2003

7%

93%

44%

56%

2011

10%

90%

25%

75%

■ Sí toman alcohol los días laborables   ■ Sí toman alcohol los fines de semana

▨ No toman alcohol los días laborables   ▨ No toman alcohol los fines de semana

El hábito del tabaco también predispone a padecer trastornos respiratorios nocturnos, y dormir en posición de decúbito supino aumentará la roncopatía y el número de apneas. Si bien no es un trastorno típico de la adolescencia, es importante descartarlo a la hora de tratar una disfunción del sueño.

Ésa es una pregunta fácil de hacer y a veces difícil de contestar. Normalmente, aunque los jóvenes que pasan por la consulta suelen venir acompañados por los padres, solemos establecer un diálogo directo con estos adolescentes, lo que nos permite acercarnos mejor a su situación.

En el caso de Javier, del que antes hemos explicado ya algún detalle, cuando le preguntamos sobre el consumo de alguna droga su madre contestó rápidamente y sin pensar que "Javier afortunadamente es un chico muy sano...", pero la cara de Javier era un poema. Su rostro, hasta el momento relajado, se volvió tenso, empezó a titubear y..., cómo no, se delató...

Sí, consumía de vez en cuando... En ese momento, y con el ánimo de facilitar las cosas, suelo decirles medio en broma que si hace falta me llamen luego sin que sus padres lo oigan y me "confiesen sus pecados". Javier llamaba por teléfono a la consulta con su móvil dos horas después de acabar la visita.

21 / 100

¿QUÉ CLAVES SEÑALAN LOS ESTUDIOS A NIVEL MUNDIAL SOBRE EL SUEÑO DE LOS ADOLESCENTES?

Sabemos que el sueño ejerce una influencia fundamental en nuestras vidas y marca cómo serán nuestras horas de vigilia, si bien la verdadera función del sueño permanece todavía desconocida. Aun así, sabemos que el sueño desempeña un papel decisivo en nuestra habilidad para pensar, actuar, sentir, interactuar y, en definitiva, ser.

Los patrones del sueño que se presentan durante la adolescencia son muy diferentes de los que se producen en la preadolescencia. En la actualidad, la mayoría de nuestros adolescentes presenta un insuficiente sueño, que a su vez suele ser de mala calidad, lo que provoca importantes repercusiones diurnas.

1. Los adolescentes mayores duermen menos que los adolescentes más jóvenes.

2. La hora de acostarse se va retrasando cuando avanza la adolescencia.

3. Con los años, los adolescentes muestran una mayor discrepancia entre la hora de acostarse los días laborables y los fines de semana.

El promedio de horas que duerme el grupo de edad de 12-14 años es de 8, tanto los días laborables como los fines de semana, mientras que la media de sueño de los que tienen 16-18 años se reduce a menos de 7 horas los días laborables y en muchos casos supera las 9 horas los fines de semana, lo que marca claramente la falta de horas de sueño que arrastran durante la semana.

Algo parecido sucede con la hora de acostarse, que suele retrasarse entre 1 y 2 horas los fines de semana en el grupo de los más jóvenes, que todavía suelen ir a la cama cuando sus padres deciden. Sin embargo, en el grupo de los de mayor edad, la hora de acostarse los fines de semana se retrasa incluso hasta 6 horas, con el importante desajuste circadiano que esto conlleva.

22 / 100

¿QUÉ HÁBITOS, RUTINAS Y COMPORTAMIENTOS AFECTAN MÁS AL RITMO DE SUEÑO ADOLESCENTE?

Los procesos psicológicos juegan un importante papel en la regulación de la vigilia y el sueño. Los patrones del sueño vienen determinados por diferentes situaciones. Ejemplos de éstas pueden ser retrasar la hora de acostarse para socializarse, terminar de ver una buena película, leer un buen o mal libro, chatear con los amigos o navegar por la red.

También se puede adelantar la hora natural de levantarse, acortando de esta manera el período principal de sueño con una alarma por distintas situaciones, como ver amanecer o acudir a clases o al trabajo sin haber dormido. Estos fenómenos son especialmente importantes durante la infancia y la adolescencia y, sobre todo durante este último siglo de innovaciones tecnológicas, el patrón del sueño de los adolescentes se encuentra en especial peligro de ser alterado por distintas causas.

Los padres de los adolescentes juegan por diferentes motivos un papel fundamental en el sueño de sus hijos, y es diferente según la edad de los adolescentes. Así, en niños de 10-11 años, el motivo por el que se van a la cama en cerca de un 50% de los casos son los padres. Esta cifra baja a un 30% en adolescentes de 12-13 años, y se reduce aún más, entorno al 5%, en los adolescentes de 14-17 años.

23 / 100

¿CUÁL ES LA FRANJA DE EDAD MÁS DELICADA?

El 25% de los adolescentes de 10-11 años necesitan a los padres para levantarse, pero un maravilloso 50% se despiertan todavía de forma espontánea. Esto por desgracia va cambiando y empeorando con los años. En el grupo de 12-13 años, cerca del 50% necesitan a los padres para despertarse por las mañanas, en torno a un 25% se despiertan con el despertador y ya sólo un porcentaje inferior al 20% se despiertan de forma espontánea.

Los datos se dramatizan todavía más en el grupo de 14-17 años: menos de un 5% de adolescentes se despiertan de forma espontánea, que no olvidemos que debería ser la forma natural de despertarnos, más de un 60% necesitan el despertador para levantarse, y en torno a un 25% necesitan a los padres.

El objetivo debería ser conseguir aumentar estos porcentajes lo máximo posible, ya que no hay un sueño más fisiológico y reparador que aquél en el que la conciliación del sueño y el despertar suceden de forma natural.

En la práctica, es muy complicado conseguir que los adolescentes de mayor edad se acuesten a la hora que deberían para lograr dormir el número de horas necesarias. Normalmente, al inicio no se van a la cama porque prefieren realizar otras actividades.

Con el paso de los meses y de los años, la situación se complica. Como ya llevan tiempo durmiendo menos de lo que necesitan y sufriendo las consecuencias de la privación crónica de sueño, comienzan a valorar realmente la importancia del sueño. Muchas veces ya es demasiado tarde para solucionarlo ellos mismo, ya que han desarrollado una imposibilidad real para conciliar el sueño a la hora que desearían, así como la imposibilidad de levantarse a la hora necesaria para cumplir con sus obligaciones.

Su reloj biológico se ha desajustado. En estos casos es necesaria la consulta con un especialista en medicina del sueño para solucionar el problema.

24 / 100

¿PUEDEN LAS ACTIVIDADES EXTRAESCOLARES INFLUIR EN LOS PATRONES DE SUEÑO?

Sólo un 10% de los adolescentes ven marcados sus horarios de sueño en días laborables por citas sociales con sus amigos.

Sin embargo, si hablamos de los fines de semana este porcentaje se cuadriplica, disparándose a un 40%. Esto está claramente relacionado con las mayores posibilidades que tienen de reunirse con sus colegas los fines de semana, y nos lleva a las grandes diferencias observadas en las características del sueño durante los días laborables y los fines de semana.

Los estudios son uno de los factores principales que los adolescentes suelen mencionar cuando se les pregunta por los factores que influyen en sus horarios de sueño. Sin embargo, los datos parecen su-

¿Influye la hora en la que se estudia en la dificultad para dormirse?

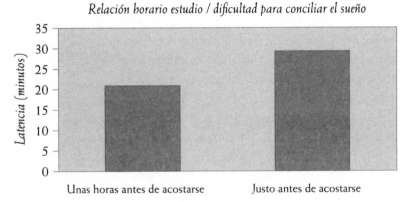

Relación horario estudio / dificultad para conciliar el sueño

Horario en el que estudian

— *Se observa un aumento de la latencia del 30%.*
— *Después de realizar la prueba T-Student podemos garantizar que se establece una relación causal fiable en más del 95%.*
— *Cuanto menos rato pasa entre que estudian y se acuestan, más aumenta la latencia.*

gerir que no son tantas las horas que dedican a estudiar antes de acostarse, y son pocos los que se acuestan con todos los deberes hechos.

Lo que sí parece claro es que, por curioso que parezca, los estudiantes de centros con niveles de exigencia mayor tienden a dormir menos horas que los de centros menos exigentes. Esto les llevaría a un peor descanso al dormir un número de horas menor.

Por curioso que parezca, decíamos, es importante resaltar el contrasentido que supone que sean los estudiantes más brillantes y normalmente los de nivel sociocultural y económico mayor los que más menosprecian una función biológica tan esencial como es el sueño. Lo que no deja de ser un dato más de la necesidad que existe en nuestra sociedad de educación y concienciación sobre la importancia y las excelencias de un buen descanso, tanto en estas edades como en los adultos.

Las cada vez más frecuentes, abundantes y extensas actividades extraescolares parecen afectar mucho más al tiempo libre que nuestros adolescentes tienen que a sus horarios de sueño, si bien en los casos que éstas se prolongan hasta últimas horas de la tarde suelen provocar un retraso en el resto de los horarios del día: higiene, cena, y también en la hora de acostarse.

En este aspecto sí que parece existir un mayor compromiso por parte de los centros educativos en la necesidad de buscar unos horarios compatibles con una vida más saludable.

25 / 100

¿ES BUENO ESTUDIAR ANTES DE DORMIR?

El sueño suele ser peor si se estudia justo antes de dormir, ya que la sobrecarga de información tan cercana al sueño puede causar un descanso más superficial y con mayor número de despertares. Lo recomendable es que las 2 o 3 horas previas al sueño sean lo más relajadas posible, evitando esta sobrecarga de información, la excitación y la activación, así como los estímulos lumínicos intensos, como pueden ser los ordenadores, las consolas o los televisores.

Xavi es un joven de 16 años responsable, perfeccionista, cumplidor y autoexigente. Con todas estas cualidades, no es de extrañar que su dedicación a los estudios sea total.

El problema, como casi siempre nos suele pasar tanto a jóvenes como a adultos, era la falta de tiempo. Esta falta de tiempo, entre otros motivos causada por las múltiples actividades extraescolares, le llevaba a tener que estudiar después de cenar. Comenzaba con sus deberes nada más terminar el último bocado, y su último párrafo era justo antes de caer rendido en la cama.

Estaba tan agotado que conseguía dormir sin problemas, pero su sueño no era tan plácido como a él le hubiese gustado. Se despertaba varias veces cada noche y tenía la sensación de tener un sueño superficial, además de continuos sueños con temas relacionados con los estudios. Un sueño que se repetía constantemente era que tenía un examen y no se sabía las respuestas. Al final se levantaba cansado, y su rendimiento comenzaba a disminuir.

Éste fue el motivo por el que acudió a la consulta. La solución no fue demasiado complicada. Estudiamos la forma de aprovechar mejor el tiempo, de poner en orden de importancia lo que realmente le interesaba más y, en definitiva, cómo conseguir tener algo de tiempo libre después de cenar para no tener que estar estudiando hasta justo antes de meterse en la cama. Esas nuevas rutinas, junto con el entrenamiento en técnicas de relajación, fueron determinantes para mejorar el problema. Desde entonces su sueño es mucho más tranquilo, ya no se despierta por la noche y sus sueños suelen ser más equilibrados y relajados. En resumen, ha conseguido mejorar su calidad de sueño y, por lo tanto, su calidad de vida.

26 / 100

¿POR QUÉ ESTUDIAN MEJOR POR LA TARDE-NOCHE QUE POR LA MAÑANA?

Los adolescentes describen, en la mayoría de los casos, una mayor facilidad para hacer sus tareas y concentrarse por la tarde-noche, y una mayor dificultad por la mañana. Esto sucede en parte porque, como ya hemos mencionado, su tendencia natural es a un retraso paulatino de los horarios (pudiendo llegar al retraso de fase). Esto hace que se sientan más cómodos estudiando por la tarde-noche, si bien esto crea un círculo vicioso, ya que al estudiar a últimas horas se activan y retrasan todavía más la hora de dormir.

La dificultad de estudiar a primeras horas de la mañana viene condicionada en gran medida por el sueño insuficiente de la noche anterior, presentando una disminución de sus capacidades cognitivas como la memoria, la concentración y la atención.

Al parecer, existe una tendencia a adelantar la hora de inicio de las clases en los últimos años. Esto incrementa cada vez más el hecho de que el despertador de la mañana sea la principal causa que los despierta, y disminuye el número de adolescentes que se despiertan de forma natural.

La tendencia natural del reloj biológico de los adolescentes, como veremos más adelante, es retrasar progresivamente la hora de acostarse y de levantarse. Por lo tanto, lo adecuado en estas edades sería retrasar la hora de iniciar las clases, adaptándolas de esta manera a los horarios de los jóvenes. De forma contraria, adelantando la hora de levantarse lo que estamos consiguiendo es pedir a los adolescentes que estén despiertos cuando su ritmo circadiano sigue en modo nocturno.

Al no adecuar los horarios a las necesidades circadianas de los adolescentes, lo que conseguimos es que sus cuerpos estén en clase mientras sus cerebros continúan en casa sobre la almohada.

En general, los adolescentes con inicio de clases muy temprano no duermen lo suficiente, por lo que se muestran somnolientos en clase.

27 / 100

¿QUÉ CAMBIOS BIOLÓGICOS PUEDEN AFECTAR AL SUEÑO ADOLESCENTE?

Los podemos clasificar en dos grupos: los mecanismos intrínsecos del sueño y el sistema circadiano.

a) Mecanismos intrínsecos del sueño

Son conocidos frecuentemente como *mecanismos homeostáticos del sueño*. Éstos marcan fuertemente la distribución y el patrón de nuestro sueño y de nuestra vigilia. Estos fenómenos podemos resumirlos diciendo que, normalmente, cuanto menor es la cantidad de sueño una noche, mayor es el rebote de sueño la noche siguiente. Sabemos que si una noche dormimos poco o nada, al día siguiente encontraremos un aumento de la somnolencia diurna, y la noche siguiente aparecerá más sueño profundo (sueño de ondas lentas o N3 no REM).

Este fenómeno se produce de forma proporcional a la falta de sueño, es decir, cuanto mayor sea la privación de sueño, mayor será la somnolencia diurna y mayor la cantidad de sueño profundo la noche siguiente. Durante la adolescencia se produce una tendencia a permanecer despiertos cada vez hasta más tarde, si bien todavía no está suficientemente claro si esto sucede por un cambio en los mecanismos homeostáticos.

b) Sistema circadiano

El ritmo circadiano afecta tanto a la estructura del sueño como a la hora de acostarse y levantarse.

Uno de los principales determinantes del ritmo circadiano es la temperatura corporal, que típicamente asciende durante el día e inicia el descenso durante la noche, para comenzar a aumentar de nuevo al amanecer. Esta temperatura corporal es el marcador principal de nuestro reloj biológico. Dentro de este ritmo biológico, durante el día existen momentos que son más propensos para el sueño, como por ejemplo después de comer, y otros en los que es mucho más difícil dormirse.

El caso de Miguel descrito antes es un claro ejemplo de este punto. Mediante un estudio de sus ritmos biológicos, descubrimos que un problema endocrino alteraba su curva de la temperatura y eso le producía problemas de sueño. Aunque el proceso homeostático indicaba a su organismo que debía dormir, una alteración del proceso circadiano invalidaba esa posibilidad.

28 / 100

¿CÓMO PODEMOS CONOCER EL PERFIL DE PERSONALIDAD Y EL ESQUEMA COGNITIVO?

Factores de predisposición de un mal sueño nocturno (test de personalidad simplificado).

Algunos patrones de personalidad parecen estar detrás de una cierta "predisposición" a padecer, en determinadas situaciones, problemas de sueño. Conocer los rasgos principales de nuestra personalidad puede facilitar el camino a la solución.

Los cinco rasgos se suelen denominar tradicionalmente como:

– Factor O (*Openness* o apertura a nuevas experiencias)
– Factor C (*Conscientiousness* o responsabilidad)
– Factor E (*Extraversion* o extroversión)
– Factor A (*Agreeableness* o amabilidad)
– Factor N (*Neuroticism* o inestabilidad emocional)

Los cinco juntos forman el acrónimo mnemotécnico OCEAN. Cada uno de estos factores está formado por un conjunto más específico de rasgos. Por ejemplo, el factor E incluye cualidades como la sociabilidad, la búsqueda de emociones y las emociones positivas.

Los cinco constituyen un modelo descriptivo de personalidad y los psicólogos han desarrollado diversas metodologías para evaluar esos cinco factores en un individuo.

Apertura a nuevas experiencias (Openness)
Imaginación activa, sensibilidad estética, atención a las vivencias internas, gusto por la variedad, curiosidad intelectual e independencia de juicio. Los individuos abiertos son originales e imaginativos, curiosos por el medio externo e interno, con vidas y experiencias más ricas e interesados por ideas nuevas y valores no convencionales.

En su polo opuesto, el individuo tiende a ser convencional en su conducta y apariencia, prefiere lo que resulta familiar a lo que es novedoso y es socialmente conservador.

Rasgos: sociabilidad, asertividad, estética, sentimientos, actividad, búsqueda de excitación, emociones positivas.

Responsabilidad (Conscientiousness)

También conocido como *concienzudo*. Esta dimensión tiene sus bases en el autocontrol, no sólo de impulsos, sino también en la planificación, organización y ejecución de tareas. Por esta razón a este factor también se le ha denominado *voluntad de logro*, ya que implica una planificación cuidadosa y persistencia en sus metas.

Está asociado además con responsabilidad, confiabilidad, puntualidad y escrupulosidad. El concienzudo es voluntarioso y determinado, de propósitos claros. El polo opuesto es más laxo, informal y descuidado en sus principios morales.

Rasgos: competencia, orden, sentido del deber, necesidad de éxito, autodisciplina, deliberación.

Extroversión (Extraversion)

Alta sociabilidad, tendencia a buscar la compañía de otros, atrevimiento en situaciones sociales, tendencia a evitar la soledad. Existe una tendencia alta a experimentar emociones positivas como alegría, satisfacción, excitación, etc. Son asertivos y habladores, necesitan una constante estimulación (sensaciones nuevas).

Lo opuesto sería la introversión, y suelen caracterizarse por ser reservados. Son confundidos a menudo con personajes antipáticos, poco dependientes de los demás, y prefieren lo que resulta conocido y convencional. Presentan una marcada preferencia a estar solos antes que en situaciones sociales muy animadas, lo que no quiere decir que sean introspectivos e infelices.

En situaciones como círculos cerrados de amigos, pueden ser tan animados y habladores como los extravertidos.

Rasgos positivos: cordialidad, amabilidad, asertividad, actividad, búsqueda de emociones, emociones positivas.

Rasgos negativos: ansiedad, depresión, hostilidad, ansiedad social, impulsividad, vulnerabilidad.

Amabilidad (Agreeableness)

Refleja tendencias interpersonales. En su polo positivo, el individuo es altruista, considerado y confiado. En su polo opuesto, el individuo es egocéntrico, escéptico y competitivo.

Su polo positivo se refiere a la docilidad más la capacidad de establecer relaciones interpersonales amistosas, y su polo negativo, a establecer relaciones hostiles. Pese a que social y psicológicamente se ve más saludable el polo positivo, esto no es necesariamente así, ya que la "no agradabilidad", en sus componentes de escepticismo y pensamiento crítico, es necesaria para el desarrollo de muchos ámbitos del quehacer humano, como por ejemplo en la ciencia.

Rasgos: confianza, franqueza, altruismo, modestia, sensibilidad hacia los demás, actitud conciliadora.

Inestabilidad emocional o neuroticismo (Neuroticism)

Según Hans Eysenck, es un rasgo de la personalidad que, con puntuaciones altas, conlleva inestabilidad emocional, ansiedad, mucha preocupación, etc. Presentan una percepción sesgada hacia las situaciones negativas que hacen que continúen sintiendo emociones negativas mucho después.

Rasgos: se caracteriza por la falta de homogeneidad en la conducta, baja tolerancia al estrés, poca sociabilidad, ansiedad, etc.

Intenta describirte según los perfiles anteriores (haz una marca vertical en la línea horizontal donde mejor refleje tu forma de ser):

(O) Abierto_____Cerrado
(C) Autocontrol_____Descuidado
(E) Extrovertido_____Introvertido
(A) Altruista_____Egocéntrico
(N) Preocupado_____Relajado

Seguramente tu forma de ser determina muchas de tus conductas. Estas conductas pueden afectar tu estado de ánimo (en positivo o en negativo) y, por tanto, tus dificultades para dormir.

Ahora que te conoces algo mejor, ¿podrías intentar mejorar algunos aspectos de tu forma de actuar? Si ves claro que hay que mejorar y puedes hacerlo solo, inténtalo; si necesitas ayuda, pídela.

Nuestra forma de ser (personalidad), combinación de rasgos biológicos, psicológicos y de aprendizaje, define nuestra forma de actuar y de reaccionar frente a las diferentes situaciones y hace que las "interpretemos" de manera positiva o negativa de acuerdo con nuestro "estilo cognitivo".

Mario, de 15 años, se mostraba inquieto en la consulta, pero a la vez costaba horrores arrancarle respuestas al preguntarle. Contestaba con monosílabos evitando mirar a la cara. Venía acompañado de su madre, que intentaba relatar sus problemas de sueño: básicamente consistían en dificultad para conciliar el sueño con despertares nocturnos frecuentes. Durante los despertares de la noche, acudía a la cocina y comía de forma compulsiva.

Además, tenía problemas de conducta y de relación en el instituto, su rendimiento escolar no era bueno y generalmente se mostraba inquieto, ansioso y preocupado. Después del análisis exhaustivo del caso y tras evaluar varios aspectos psicológicos, se observó que muchas de sus "conductas-problema" estaban relacionadas con su impulsividad y ansiedad...

Después de un largo proceso, se acabó diagnosticando un trastorno por déficit de atención con hiperactividad (TDA-H), que explicaba la mayoría de sus síntomas diurnos... y nocturnos. En este caso, un problema de sueño hizo estudiar las características psicológicas como causa del problema, que finalmente se debió a un trastorno neurológico.

29 / 100

¿QUÉ TIPOS DE INSOMNIO EXISTEN Y A QUÉ PUEDEN DEBERSE?

Probablemente el trastorno del sueño en el que la transgresión de las medidas de higiene del sueño tiene una influencia más evidente es el insomnio. Sin embargo, muchas condiciones clínicas (MPP, parasomnias, SAHS…) pueden agravarse por una deficiente higiene del sueño, especialmente favorecidas por los horarios, la actividad física y/o el consumo de diferentes sustancias.

Por tanto, al abordar el tratamiento de cualquier trastorno del sueño será muy recomendable tener en cuenta las medidas de higiene del sueño en general y modificar, eliminar o proponer medidas particulares según la alteración de que se trate.

Podemos diferenciar entre los factores que aumentan la alerta y dificultan la conciliación del sueño y los que pueden fragmentarlo e interferir su continuidad. Entre los primeros podemos encontrar un consumo excesivo de cafeína (o de otros estimulantes), realizar siestas frecuentes y/o demasiado largas durante el día y ejercicio intenso a última hora del día.

Por otro lado, factores que pueden producir insomnio de mantenimiento y afectar su continuidad pueden ser acostarse con la radio o TV encendidas, consumir cantidades altas de alcohol y/o permanecer un tiempo excesivo en la cama (este último elemento es muy relevante en el grupo de adultos mayores).

Los factores ambientales cobrarán también aquí un papel relevante: un nivel alto de ruidos, una temperatura inadecuada, presencia de aparatos electrónicos en la habitación o una cama incómoda pueden interferir claramente la continuidad del sueño.

Un patrón irregular de sueño-vigilia con horarios cambiantes de acostarse y levantarse dificultará sin duda tanto la conciliación como el mantenimiento del sueño. En general, además, mantener horarios irregulares de sueño-vigilia puede alterar los dos componentes descritos.

Cuestionario de hábitos

1. ¿Tiene horarios de sueño regulares?
(0) Sí
(1) No

2. ¿Estudia y/o utiliza el ordenador hasta el último momento de la noche?
(2) Casi cada noche
(1) 2-3 noches/semana
(0) Ocasionalmente

3. ¿Toma sustancias estimulantes? (1) Sí   (0) No
Cafés/día =
Colas/día =
Tés/día =
Cigarrillos/día =
Alcohol/día =
Otros:

4. ¿Tiene una rutina (relajante) previa al sueño?
(0) Sí
(2) No
(1) Ocasionalmente

5. ¿Suele hacer siestas durante el día?
(0) No
(1) Sí (añadir número y duración) =

6. ¿Hace ejercicio físico durante el día?
(0) Sí (¿a qué hora?: _____)
(2) No
(1) Ocasionalmente

*Si obtienes una puntuación mayor que 6 puntos, tienes que empezar a cambiar tus hábitos.

30 / 100

¿CÓMO PUEDE EL ADOLESCENTE VALORAR POSIBLES ALTERACIONES EMOCIONALES?

Marta, de 17 años, consultó por un problema de insomnio importante. Llevaba muchos meses durmiendo mal y, aunque su madre observaba a su hija algo triste y nerviosa, afirmaba que no tenía ningún problema especial que le produjera insomnio.

Entre otras exploraciones, y para intentar acotar mejor el estado anímico de Marta, le sugerimos pasar un sencillo test para valorar su estado anímico. En concreto, se le suministró la escala HAD (Hamilton Anxiety-Depression), que nos da una buena referencia del estado anímico actual de la persona (a nosotros y a ella misma), ya que en ocasiones no es tan fácil definir "cómo nos sentimos".

La escala HAD no dejaba dudas: Marta estaba iniciando un proceso depresivo que delataron las puntuaciones altas en las subescalas de depresión (no tanto de ansiedad). Este sencillo cuestionario nos dio la pauta para saber por dónde se debía enfocar la línea de trabajo terapéutico.

Síntomas que pueden ayudar a reconocer cada caso: intenta valorar tu estado emocional actual. Obtener puntuaciones altas en este cuestionario puede significar que tienes alguna alteración del estado de ánimo y que ésta sea la causa de que duermas mal. En ese caso deberías consultar con algún especialista.

Cuestionario (escala HAD de estado de ánimo)
(Marcar con una cruz la respuesta que corresponda)

1A. Me siento tenso/a o ansioso/a
La mayor parte del tiempo (3)
Muchas veces (2)
De vez en cuando, ocasionalmente (1)
Nunca (0)

2D. *Todavía disfruto con lo que antes me gustaba*
Totalmente, como siempre (0)
No tanto (1)
Sólo un poco (2)
Casi nada (0)

3A. *Tengo una especie de sensación de miedo, como si algo terrible fuera a suceder*
Totalmente, y es muy intensa (3)
Sí, pero no es muy intensa (2)
Un poco, pero no me preocupa (1)
En absoluto (0)

4D. *Soy capaz de reírme y ver el lado gracioso de las cosas*
Gran parte del tiempo (0)
Con bastante frecuencia (1)
No muy a menudo (2)
Casi nunca (3)

5A. *Tengo la mente llena de preocupaciones*
Gran parte del tiempo (3)
Con bastante frecuencia (2)
No muy a menudo (1)
Muy poco (0)

6D. *Me siento alegre*
Nunca (3)
No muy a menudo (2)
A veces (1)
Casi siempre (0)

7A. *Puedo estar tranquilo/a y relajado/a*
Sí, totalmente (0)
Normalmente, sí (1)
Muy a menudo (2)
Nunca (3)

8D. *Me da la impresión de que tardo más que antes en hacer las cosas. Me siento lento y torpe*
Casi siempre (3)
Muy a menudo (2)

A veces (1)
Nunca (0)

*Puntuaciones más altas de 7 puntos pueden significar que tu estado de ánimo está algo deteriorado y por ello duermes mal.

Cuestionario. Análisis funcional del problema

1. *¿Tienes problemas para conciliar el sueño?*
(0) No
(1) Leves
(2) Moderados
(3) Severos

2. *¿Tienes problemas para mantener el sueño?*
(0) No
(1) Leves
(2) Moderados
(3) Severos

3. *¿Tienes problemas para despertar temprano?*
(0) No
(1) Leves
(2) Moderados
(3) Severos

4. *¿Inicio del problema?*
(1) <1 mes
(2) 1-3 meses
(3) 3-6 meses
(4) >6 meses

5. *¿Frecuencia?*
(3) Casi cada noche
(2) 3-5 noches/semana
(1) 1 noche/semana
(0) Menos

*Más de 7 puntos suponen que tienes un problema con el sueño.

SEGUNDA PARTE. PROPONER /
BUENAS COSTUMBRES

31 / 100

¿QUÉ SON LAS MEDIDAS DE HIGIENE DEL SUEÑO?

Se denominan *medidas de higiene del sueño* el conjunto de normas y hábitos necesarios (aunque a veces no suficientes) para conseguir un sueño reparador. En este sentido, las normas de higiene del sueño podrían entenderse como estrategias destinadas principalmente a la prevención (y, eventualmente, al tratamiento) de algunas alteraciones del sueño.

Existen estudios que demuestran que un entrenamiento en higiene de sueño durante 3-5 semanas puede mejorar los problemas de sueño. De la misma manera, estudios que han comparado las rutinas de sueño entre "buenos" y "malos" dormidores demuestran que estos últimos tienen peores medidas de higiene de sueño que los buenos dormidores.

Algunos trastornos son consecuencia de una deficiente higiene del sueño. Incluye factores conductuales, circadianos, de alimentación y ambientales que actúan como facilitadores o inhibidores del sueño.

Estos factores pueden constituir la base del tratamiento de algunas alteraciones del sueño y siempre pueden actuar como un factor de prevención. No por obvios deben minimizarse los efectos de las normas de higiene del sueño, facilitadoras o inhibidoras según el caso. El ambiente en el que se duerme, las rutinas previas al sueño, los alimentos y las sustancias que ingerimos durante el día, el tipo de actividad diurna y los horarios de sueño-vigilia constituyen una serie de factores imprescindibles que se deben controlar para poder dormir de forma adecuada.

32 / 100

¿QUÉ HAY QUE RECORDAR A LA HORA DE BUSCAR LA HIGIENE DEL SUEÑO?

– El sueño no se puede "forzar", pero se puede predisponer el estado fisiológico inmediatamente anterior, la relajación.

– Para dormir debemos "preparar" nuestro cuerpo a lo largo de la vigilia. No existe el interruptor "On-Off" de la vigilia y el sueño.

– Mantener una adecuada higiene del sueño garantiza un buen dormir siempre y cuando no haya factores externos que lo distorsionen.

¿Recordáis a Sara? Es el ejemplo perfecto de lo que no hay que hacer antes de acostarse. Sara, una chica encantadora y muy inteligente, no valoraba lo suficiente el valor del orden y la rutina antes de acostarse.

No se acababa de creer que hay que ayudar a nuestro organismo a "fabricar el sueño"; por ello, la anarquía y el desorden reinaban por la noche en su habitación.

En su caso, las recomendaciones iniciales fueron establecer de **forma estricta** unas nuevas rutinas más acordes con sus necesidades de sueño.

¿Tienes dificultades para conciliar el sueño, mantenerlo o despertar precoz?
Sí
No

Si has respondido de forma afirmativa a la pregunta anterior es que no duermes bien. En este caso, puede que tus dificultades para tener un sueño reparador tengan que ver con alteraciones concretas del sueño.

Cuestionario de síntomas nocturnos

Te presentamos aquí un cuestionario que debes contestar. Marca la casilla correspondiente de cada pregunta. En el caso de presentar alguno de estos síntomas, deberás consultar a un especialista.

1. Piernas inquietas: sentir inquietud en las piernas que le impide mantenerlas quietas

Sí

No

2. Movimientos periódicos de las piernas: sacudidas espasmódicas en las piernas por la noche

Sí

No

3. Apneas: ronquido, pausas respiratorias nocturnas, sensación de ahogo, boca seca, cefalea matutina, somnolencia diurna

Sí

No

5. Parasomnias: pesadillas ❐, terrores nocturnos ❐, sonambulismo ❐, bruxismo ❐, hablar dormido ❐, movimientos automecimiento ❐

Sí

No

33 / 100

¿POR QUÉ LA CAFEÍNA AFECTA AL SUEÑO?

La cafeína bloquea los receptores de adenosina (ATP), una sustancia que se acumula durante el día y nos prepara para dormir por la noche. Si la cafeína bloquea los receptores ATP, puede interferir en la aparición fisiológica del sueño, además de agravar cualquier alteración relacionada con el estrés.

Los refrescos de cola, el café, el té, el chocolate y, sobre todo, algunas bebidas energizantes dificultarán la conciliación y el mantenimiento del sueño. Algunos medicamentos analgésicos y adelgazantes tienen en su composición cafeína y, por tanto, también pueden interferir nuestro sueño.

Los chicos que solemos ver en la consulta no son generalmente consumidores de café. Sin embargo, hay muchas bebidas energizantes, refrescos de cola y algunas presentaciones de té que sí consumen habitualmente y en exceso. Revisad la cantidad total que ingerís diariamente de estas sustancias (especialmente por la tarde) y quizás os llevaréis una desagradable sorpresa.

Cómo influye el café en el sueño?

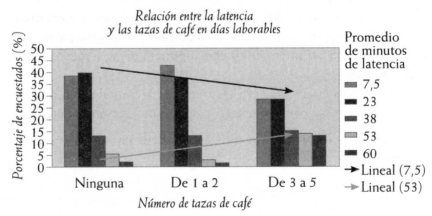

Relación entre la latencia y las tazas de café en días laborables

— *La ingesta de café provoca un aumento de los minutos de latencia.*

34 / 100

¿Y EL ALCOHOL? ¿Y LAS DROGAS?

La nicotina es también un estimulante del SNC y, como tal, es susceptible de dificultar el inicio del sueño y aumentar el número de despertares durante la noche. Por otro lado, también se ha demostrado que fumar es un factor de riesgo para la roncopatía.

Muchas personas han utilizado el alcohol (depresor del SNC) para mejorar la inducción del sueño. Probablemente, aunque experimentan una cierta facilidad inicial para dormirse, también tienen una calidad de sueño pobre, ya que el alcohol provoca un sueño inestable con más despertares y una disminución de la cantidad de sueño profundo y REM. Además, el efecto relajante muscular del alcohol dificulta la respiración nocturna y favorece los ronquidos y las apneas.

Drogas como la marihuana, la cocaína, las anfetaminas... perjudican nuestro descanso nocturno, alteran la estructura fisiológica del sueño, provocan pesadillas y dificultades de conciliación y/o aumentan los despertares nocturnos.

Los distintos tipos de drogas afectan de forma diferente al sueño:

Cocaína. Al ser un potente estimulante, dificulta la conciliación.

Marihuana. Aunque puede facilitar el inicio del sueño, aumenta el número de despertares y empeora el descanso. Por otra parte, asociar la marihuana al inicio del sueño supondrá crear, a medio plazo, dependencia.

Metanfetamina/éxtasis. Además de dificultar la conciliación del sueño, puede provocar parasomnias (sonambulismo, terrores nocturnos).

La abstinencia de cualquiera de estas sustancias provocará un insomnio severo.

35 / 100

¿HAY SUSTANCIAS QUE FAVORECEN EL SUEÑO?

Algunas sustancias y alimentos pueden, por el contrario, favorecer el sueño. El triptófano es un buen ejemplo de ello. El triptófano es un aminoácido esencial, precursor de la serotonina, que a su vez es un neurotransmisor implicado en la regulación del ritmo de sueño-vigilia y del estado anímico. Una dieta rica en triptófano mejorará nuestro estado anímico y facilitará el sueño. Podemos encontrar triptófano en los huevos, el pescado azul, los lácteos y la carne de ave.

Encontraremos también triptófano en productos de origen vegetal como el arroz, la pasta, el pan, las patatas y los frutos secos.

Como decíamos antes, el triptófano se convierte en serotonina, y ello en parte se debe a la vitamina B6. Todas las carnes, el pescado y los huevos contienen esa vitamina.

36 / 100

¿CÓMO DEBE SER LA CENA PARA DORMIR BIEN?

Los alimentos que contienen azúcar —también las frutas— hay que consumirlos con moderación y, si es posible, antes de las 6 de la tarde. El azúcar es energizante y, consumido en la cena, puede dificultar la conciliación del sueño.

No son aconsejables las cenas copiosas, pero tampoco es recomendable acostarse en ayunas, ya que puede provocar hipoglucemia nocturna. Las dietas pobres en hidratos de carbono, vitaminas y sales minerales pueden afectar el buen funcionamiento del SNC.

Una buena sugerencia para la cena sería combinar alimentos portadores de vitamina B6 con alimentos altos en carbohidratos complejos (facilitadores del sueño), como el arroz o las patatas, y evitar comidas copiosas (por ejemplo, frituras, grasas…).

Para terminar la dieta del día, podría ser recomendable tomar una infusión relajante (tila, camomila, valeriana…), aunque debe recordarse la inconveniencia de ingerir mucho líquido poco tiempo antes de acostarse.

37 / 100

¿CÓMO SE PUEDE AYUDAR A LA COMUNICACIÓN PADRES-HIJOS?

El primer consejo para un buen entendimiento entre padres e hijos en los temas del sueño, y en cualquier tema, es establecer una comunicación eficaz. Para ello lo mejor es sentarse, literalmente, de forma tranquila a dialogar. Esto ya facilita una mejor comunicación, encontrándose padres e hijos en un mismo nivel comunicativo, por un motivo tan sencillo como es hablar a una misma altura. De esta forma evitamos un diálogo en el que exista un dominador o uno que se impone y se consiguen unos resultados más eficaces.

Los padres han de entender que si existe un problema de sueño, que en la mayoría de los casos será un retraso de fase, esto no sucede por voluntad del adolescente, sino que, como ya hemos explicado, es un tema complejo que depende de diferentes factores intrínsecos y extrínsecos. Si conseguimos esta premisa, el diálogo buscará colaborar para solucionar y no —como habitualmente sucede—recriminar y culpabilizar.

– El adolescente no se acuesta tarde porque sea un noctámbulo y no quiera irse a la cama por voluntad propia.

– La imposibilidad de levantarse tiene el origen en las escasas horas dormidas.

– El retraso en la hora de acostarse y levantarse es un trastorno del sueño muy frecuente en esta edad y depende de complejos factores intrínsecos y ciertas influencias externas.

– El adolescente por sí mismo es incapaz de solucionar el problema. Aunque intente acostarse más temprano, es incapaz de conciliar el sueño porque su reloj biológico está retrasado.

– Si el problema no se soluciona, puede tener unas importantes repercusiones en su rendimiento escolar, estado de ánimo y relaciones sociales y familiares. El problema tiene solución, normalmente sencilla, y se debe consultar con un especialista en medicina del sueño.

38 / 100

¿QUÉ ES LA TERAPIA COGNITIVO-CONDUCTUAL?

Es la combinación más común de estos tres componentes: educativo (higiene del sueño), conductual (control de estímulos, restricción del tiempo en la cama, relajación, intención paradójica) y cognitivo (reestructuración cognitiva). Al conjunto de estas técnicas aplicadas simultáneamente se le conoce como *terapia cognitivo-conductual (CBT) multicomponente*.

A la hora de tratar problemas de salud, los profesionales se deberían guiar siempre por las "evidencias científicas", es decir, deberían utilizar terapias que hayan "demostrado" que realmente funcionan y que no tienen efectos secundarios importantes. En este sentido, la psicología clínica basada en la evidencia ha demostrado con un nivel de evidencia alto que las terapias más efectivas en el insomnio son las derivadas de las teorías cognitivo-conductuales.

Este grupo de técnicas básicamente concentran sus esfuerzos en "modificar" conductas o pensamientos inadecuados, "implantar" patrones de comportamiento y de pensamiento más funcional y, en definitiva, entrenar a la persona (en este caso con insomnio) en una forma de pensar y actuar diferentes.

El presupuesto básico se basa en que todas las conductas (y la mayoría de pensamientos) son aprendidos y, por tanto, son susceptibles de "reaprenderse" si se convierten en disfuncionales.

39 / 100

¿CÓMO SE DEBE RACIONALIZAR EL USO DE APARATOS ELECTRÓNICOS ANTES DE ACOSTARSE?

Especial cuidado hay que tener con los adolescentes en la utilización de aparatos electrónicos (ordenadores, tabletas, móviles, consolas, TV…) antes de acostarse, ya que pueden provocar un retardo en la conciliación del sueño y, progresivamente, un síndrome de retraso de fase.

En la era digital en la que vivimos, es misión imposible, y seguramente innecesaria, intentar prohibir a nuestros hijos el uso de los aparatos electrónicos. Móviles, consolas, tabletas, ordenadores, y todavía la TV suelen ser compañeros frecuentes en estas edades. Lo que sí se debe hacer es racionalizar su uso.

Es evidente que hay que limitar el número de horas que usan estos dispositivos, y especial cuidado hay que tener con las horas previas al sueño. El uso de estas maravillas tecnológicas implica un importante estímulo lumínico, cuando lo que realmente es necesario a estas horas es la oscuridad.

Es frecuente que el adolescente pase conectado a la consola varias horas jugando antes de acostarse, y que cuando intenta dormir porque ya se ha hecho tarde sea incapaz de coger el sueño debido al alto grado de activación, e incluso muchas veces excitación, que ha alcanzado.

Lo mismo sucede muchas veces cuando pasan horas navegando o conectados a redes sociales antes de dormir. Son mucho más aconsejables un poco de música relajante y un libro que faciliten el camino del sueño.

40 / 100

¿HAY QUE RESTRINGIR LA SIESTA SI HAY RETRASO DE FASE?

Cuando se presenta un retraso de fase, se desaconseja la realización de siestas, puesto que disminuyen la presión homeostática y aumentan la latencia de sueño. Finalmente, no hay que descuidar el componente cognitivo respecto a las posibles distorsiones del sueño que experimente el paciente.

María, de 17 años, tenía un claro síndrome de retraso de fase severo. No se acostaba antes de las 5 de la madrugada, y se levantaba habitualmente a las 11 (por presión de los padres), aunque si la dejaban dormir no tenía problema para dormir hasta las 3 de la tarde. Su estado anímico era muy deficiente, estaba muy triste y con crisis de ansiedad.

Tan mal estaban las cosas que su madre acompañaba a María en el salón hasta las 5 o 6 de la madrugada en que se acostaba su hija. Era un caso complicado, María empezó a desarrollar agorafobia (no quería salir de casa) y daba la impresión de querer "esconderse" por la noche y "desaparecer" (durmiendo) durante el día.

En las fases iniciales del tratamiento, uno de los problemas que tuvimos fue lograr mantenerla despierta durante el día cuando la "obligábamos" a madrugar. La siesta diurna (para compensar la falta de sueño nocturno) fue la trampa en la que cayó María. Las dos horas de siesta "compensatoria" rompían todo el ciclo, y evidentemente hubo que eliminarla.

41 / 100

¿HAY QUE ATENDER A CÓMO ES EL DORMITORIO ADOLESCENTE?

Sin duda. El cerebro adolescente necesita más que nunca asociar el dormitorio y la cama al hábito del sueño, de ahí la enorme importancia de tener un dormitorio y una cama en condiciones óptimas.

El dormitorio debería ser un entorno ordenado, sin exceso de mobiliario, reservando este espacio (casi) únicamente a la actividad principal para la que se ha destinado: dormir. En la habitación de un adolescente no son necesarios ni el ordenador, ni la TV, ni el equipo de música, ni cualquier otro dispositivo que pueda activar y, por tanto, afectar el patrón de sueño. Por otro lado, demasiados objetos innecesarios (libros, revistas, cajas, etc.) acumulan polvo, dificultan una adecuada ventilación y crean un ambiente de caos que no favorece el sueño.

Nuevas tecnologías

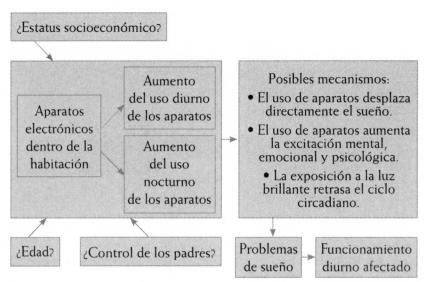

¿Influye tener aparatos electrónicos en la habitación?

Latencia según el número de aparatos en la habitación

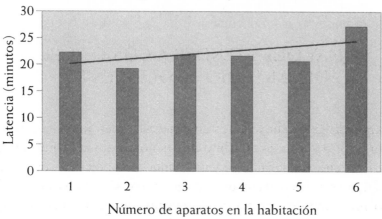

Número de aparatos en la habitación

— *A partir de 4 aparatos se produce un incremento del 12% en los minutos de latencia, coincidiendo con la National Sleep Foundation.*
— *Tener aparatos electrónicos en la habitación conlleva un aumento de la latencia.*

¿Influye el uso de dispositivos electrónicos a la hora de acostarse?

Relación uso de aparatos electrónicos / hora de acostarse

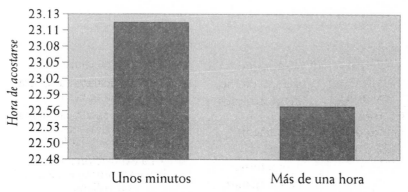

Tiempo que pasa desde el uso hasta la hora de dormir

— *Hay un desfase del horario de sueño de 15 minutos entre los dos grupos.*
— *Cuanto menos tiempo pasa entre que utilizan un dispositivo electrónico y se acuestan, más tarde se acuestan.*

Volvamos de nuevo a Sara. A la falta de rutinas en sus hábitos se añadía el desorden de su habitación (ropa, libros, ordenador, cargadores...), y siempre el sonido de fondo del *smartphone*. Fue una de las batallas que tuvo que ganar Sara..., y que finalmente ganó.

La cromoterapia nos demuestra que los colores afectan nuestro estado anímico: los tonos intensos son excitantes, mientras que las tonalidades claras facilitan la relajación y, por tanto, el sueño.

42 / 100

¿HAY DEMASIADO RUIDO?

El ruido es uno de los factores que más pueden interferir en el sueño de las personas y, aunque la variabilidad interpersonal es muy alta en cuanto al umbral para despertarse por el ruido, éste produce un sueño más superficial, dificultad para iniciar el sueño, peor calidad de sueño, más cansancio al despertarse y utilización de más medicación para iniciar el sueño. Una privación crónica de sueño por ruido puede llegar a causar graves problemas para la salud, especialmente en mujeres y personas mayores, aunque no llegue a despertarles (Parkes, 1985).

Algunas personas utilizan el "ruido blanco" (sonidos monótonos y continuados) para favorecer la inducción del sueño. Proteger nuestro sueño del ruido, tanto del interior de nuestra habitación (por ejemplo, ronquidos) como del exterior (por ejemplo, tráfico, música, vecinos ruidosos...), será una tarea importante a realizar (tapones para los oídos, insonorización de la habitación...), ya que el ruido dificulta la conciliación y el mantenimiento del sueño.

No es extraño que las personas en general y los adolescentes en particular utilicen la música para conciliar el sueño. Habitualmente desaconsejamos esta práctica, especialmente si el tipo de música no es relajante, sino todo lo contrario.

43 / 100

¿LA TEMPERATURA DE LA HABITACIÓN TAMBIÉN IMPORTA?

La temperatura ambiente constituye un elemento muy importante a tener en cuenta, ya que podría modificar el ritmo de la temperatura de nuestro cuerpo (que de forma fisiológica desciende aproximadamente 0,5 °C por la noche).

En general, las temperaturas extremas dificultan el sueño (especialmente el calor), de forma que, aunque no haya una temperatura ideal para dormir, temperaturas por encima de los 24 °C aumentan los despertares y movimientos corporales y disminuyen la profundidad del sueño.

La recomendación básica: mantener la habitación con una temperatura alrededor de 20-22 °C tanto en verano como en invierno.

44 / 100

¿CÓMO DEBE SER LA CAMA
DEL ADOLESCENTE?

Condición primordial es dormir sobre una "superficie", a la que denominamos *cama*, adecuada. Sin embargo, no existen unas características idénticas para todas las personas (depende de las condiciones físicas y médicas y de las preferencias personales). La cama ideal debería estar situada a 30 cm o más del suelo, para que permita la ventilación, y tener un colchón firme (ni muy duro ni muy blando) de un grosor igual o superior a 15 cm. Debería ser ancha para que nos permita movernos sin dificultad y con una longitud adecuada a nuestra estatura.

La ubicación de la cama también es importante: evitaremos colocar la cama bajo una ventana o bajo un aparato de aire acondicionado. Distintos estudios hablan de la importancia de los campos magnéticos a la hora de colocar la cama en el dormitorio. Si bien en algunos casos parece tener una importante influencia, todavía no existen estudios científicos serios que avalen estas teorías.

45 / 100

HERMANOS DE DISTINTAS EDADES QUE COMPARTEN HABITACIÓN

Compartir habitación con hermanos de distintas edades puede ser un factor de disrupción del sueño (y de la convivencia diurna), pero, sin embargo, con unas sencillas normas y pautas puede resultar una situación incluso divertida. De la misma forma que la convivencia cotidiana en cualquier familia se fundamenta en el respeto y la capacidad de adaptación a los demás y a las circunstancias concretas de cada vivienda, deberemos también saber adaptarnos a las "necesidades de sueño" de nuestros hermanos y a las nuestras propias, con un objetivo fundamental: proteger y hacer proteger nuestro sueño y el de los que nos rodean.

1. La primera norma es *respetar a toda costa los horarios* de sueño de cada uno. Nuestro hermano pequeño, de 8 años, tiene que acostarse sobre las 21 horas; por tanto, debemos organizar nuestra actividad (deberes, escuchar música, navegar por la red, etc.) bien antes de esa hora, bien en otra habitación si disponemos de ella, para que sobre esa hora la habitación compartida sea ya un "santuario" del sueño.

2. Proteger el sueño del ya durmiente implica no hacer ruido. Efectivamente, el *silencio es condición sine qua non para conseguir un sueño reparador*, por lo cual deberemos intentar a toda costa mantenerlo. Para ello se han inventado los auriculares si queremos escuchar música o la TV. No hace falta gritar para dirigirnos a los demás (de hecho, no hace falta nunca, pero todavía menos a las horas en que otros intentan dormir). Por cierto, resolver determinados conflictos a últimas horas del día no suele ser una buena idea si queremos descansar al poco rato. Las discusiones nocturnas entre padres e hijos, entre hermanos o incluso en el seno de la misma pareja no crearán un clima propenso a la relajación.

3. Deja tus cosas preparadas antes de la hora programada, de forma que no tengas que encender la luz ni hacer ruidos innecesarios cuando tu hermano esté ya durmiendo (si eres tú el hermano menor o la persona que se acuesta antes, *haz respetar estas normas cada noche*).

4. Si durante la noche escuchas a tu/s hermano/s hacer algún tipo de ruido extraño, no dejes de comentarlo con tus padres. Además de suponer una molestia y de interferir en tu sueño, puede ser síntoma de alguna alteración del sueño tratable (bruxismo, ronquido, somniloquia…).

5. *Colaboración generativa*: ayuda y pide ayuda si tienes problemas por la noche (pesadillas, dificultades para conciliar el sueño, sonambulismo, etc.). Tranquiliza a tu hermano si se despierta con pesadillas y ofrécele la misma comprensión que quisieras para ti. Si no puedes solo, seguro que, en lugar de recriminarle esos episodios, junto con vuestros padres encontraréis soluciones.

6. Después de una noche de descanso, es *hora de despertarse*. Lo ideal sería pactar una hora común para levantarnos todos al mismo tiempo. Si eso no es posible, organiza la secuencia para que, en el caso que seas el que más tiene que madrugar, interfieras lo menos posible en el sueño ajeno. Por favor, no hagas ruido innecesario y no despiertes a los demás. Aunque no te lo digan, seguro que te lo agradecen.

7. Recuerda, *es vuestra habitación, no la tuya. En ella por la noche se duerme (y sólo se duerme)*, aunque durante el día puede utilizarse para otras actividades (estudio, música, Internet, etc.).

46 / 100

¿QUÉ RELEVANCIA TIENE LA ACTIVIDAD DIURNA?

Si bien es cierto que para pasar un buen día es imprescindible haber pasado una buena noche, no es menos cierto que para dormir bien es necesario haber pasado un "buen día". Efectivamente, muchas de las actividades que realizamos durante el día pueden afectar directa o indirectamente nuestro descanso nocturno, facilitándolo o interfiriendo en su aparición y continuidad. No se puede separar el sueño de la vigilia ni la vigilia del sueño, forman un "todo" de 24 horas que se retroalimenta, incidiendo de forma inevitable —positiva o negativamente— el uno sobre el otro.

Muchos adolescentes, además de la intensa jornada escolar, presentan una larga lista de tareas extraescolares que no terminan hasta últimas horas de la tarde. Esto hace que su día haya sido tan repleto de actividades que, a pesar de intentar relajarse después de cenar y realizar actividades tranquilas, a la hora de acostarse tengan problemas para conciliar el sueño y/o frecuentes despertares nocturnos.

Esto es un claro ejemplo de la influencia que tiene cómo vivimos el día sobre nuestra noche. Un día sobrecargado muchas veces se seguirá de una noche con mala calidad del sueño. La solución es simple, aunque no siempre sencilla de realizar, debido a la cultura en la que vivimos, de prisas, exigencias y obligaciones.

La solución es descargar el día y conseguir tener momentos de relajación e, incluso, ¿por qué no?, de aburrimiento.

47 / 100

¿ES SIEMPRE POSITIVO PRACTICAR EJERCICIO FÍSICO?

Probablemente la actividad diurna que más afecta al sueño nocturno es el ejercicio físico. Numerosos estudios muestran una estrecha relación entre la práctica de ejercicio físico regular y la cantidad y la calidad del sueño nocturno. Por ejemplo, Marchini *et al.* muestran que los insomnes crónicos llevan una vida más sedentaria que los buenos dormidores.

Varios estudios muestran que el ejercicio físico regular puede aumentar la cantidad de sueño profundo, y que si éste se realiza al me-

¿Influye la hora en que se realiza una actividad física en la dificultad para dormirse?

Relación horario actividad física / dificultad para dormir

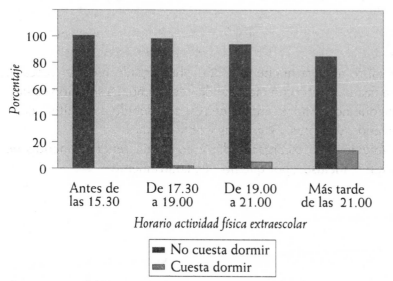

– *Practicar una actividad física justo antes de acostarse supone una mayor dificultad para dormirse.*

¿Descansan peor los que realizan una actividad física más tarde?

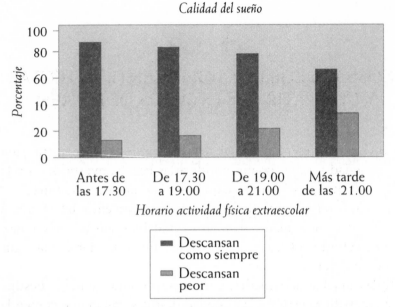

Calidad del sueño

– Además de aumentar la latencia, hacer ejercicio antes de acostarse también provoca un peor descanso.

diodía o a primera hora de la tarde tendrá más beneficios sobre el sueño que si se realiza a primeras horas de la mañana.

Por otra parte, el ejercicio intenso a última hora del día dificultará la conciliación del sueño por su efecto estimulante y porque altera el ritmo de la temperatura corporal central.

El ejercicio físico produce un cierto efecto relajante que puede ayudar a dormir mejor, especialmente a aquellas personas con tendencia a acumular tensión y ansiedad durante el día. Por último, cabe recordar que el ejercicio físico ocasional parece no tener los mismos efectos que el ejercicio que se realiza de forma regular.

Paralelamente a los beneficios que produce la práctica de ejercicio físico regular a nivel fisiológico, son muy destacables sus bondades sobre el estrés. De hecho, el estrés, de forma indirecta, también puede influir sobre el sueño, ya que la persona que lo padece puede incorporar una serie de hábitos poco saludables (tomar alcohol, marihuana, etc.) como mecanismo compensatorio para controlarlo, mientras que en realidad lo que conseguirá es empeorar el sueño y, de forma secundaria, aumentar a su vez la ansiedad anticipadora a la hora de dormir.

48 / 100

¿CÓMO PUEDE EL ADOLESCENTE DETECTAR Y COMBATIR SUS ESTADOS DE ESTRÉS?

Aprender a detectar las señales corporales que muestran tensión-ansiedad y saber cómo modificarlas para convertirlas en relajantes-placenteras será un trabajo lento, de persistencia tenaz —al principio—, que con el tiempo y el entrenamiento suficientes se convertirán en actividades regulares agradables que, además, conseguirán efectos beneficiosos sobre nuestro bienestar durante la vigilia y, cómo no, durante el sueño.

Todas aquellas actividades, tanto físicas como mentales, destinadas a combatir el estrés y la ansiedad diurna serán muy recomendables. Poner en práctica de forma regular y consistente las técnicas de relajación más adecuadas a cada caso y en todas sus modalidades (Schultz, Jacobsen, *biofeedback*, autohipnosis…) puede constituir un gran aliado del sueño.

El estrés se puede manifestar de muchas formas y, frecuentemente, en forma de síntomas físicos. A este fenómeno, técnicamente llamado *somatización*, hay que prestarle mucha atención. Dolores de cabeza, vómitos, manchas en la piel, molestias en el estómago, palpitaciones… pueden confundir inicialmente y sugerir enfermedades físicas.

Llevar a cabo una consulta a tu médico para descartar patologías físicas será el primer paso. Sin embargo, contestar el cuestionario HAD que te hemos presentado antes puede darte pistas de si realmente estás "somatizando" tus preocupaciones.

49 / 100

¿CÓMO PUEDEN AYUDAR LOS PADRES?

Volvamos un momento al caso de María. Mucha ansiedad, dificultades para conciliar el sueño hasta altas horas de la madrugada, agorafobia (miedo a salir de casa sola)... Realmente María lo estaba pasando fatal, y sus padres también. Querían ayudarla, pero no sabían cómo. Ya habían acudido al psiquiatra, que había diagnosticado un trastorno de ansiedad generalizada. Se había iniciado un tratamiento farmacológico que parecía que ayudaba algo, pero el caso no se acababa de solucionar. El síntoma residual más importante era la dificultad para conciliar el sueño, inicialmente atribuida al trastorno de ansiedad, pero que acabó siendo un síndrome de retraso de fase, agravado por el malestar emocional. ¿Cómo podían ayudar los padres? ¿Cómo debían comportarse con María? Recordad que la madre de María le hacía compañía hasta las tantas en lugar de intentar marcarle unos horarios más realistas. El hecho de hacerle compañía se convertía en una especie de "beneficio secundario" que actuaba como un reforzador de la "conducta problema"... Un reforzador es cualquier circunstancia que aumenta la probabilidad de que una conducta se repita.

Además, por la mañana no la despertaban a la hora pactada y, en el caso de hacerlo, le dejaban compensar la falta de sueño nocturno con una siesta. Lo peor del caso es que el padre estaba totalmente en contra de la forma de actuar de la madre. La madre acusaba al padre de cruel y de no saber ayudar a su hija, y la pobre María cada día generaba más angustia y ansiedad por los sentimientos de culpa que le surgían al ver discutir a sus padres por su culpa.

En este caso fue primordial explicar exactamente a los padres qué debían y qué no debían hacer para que, como de hecho así fue, acabaran convirtiéndose en coterapeutas.

50 / 100

¿QUÉ PUEDE HACER UN ADOLESCENTE PARA "DESCONECTAR" Y DORMIRSE?

Lo que más agradece nuestro cerebro antes de dormir es el orden y las rutinas. El estado fisiológico inmediatamente anterior al sueño es, invariablemente, la relajación. Del mismo modo que no se pasa abruptamente del día a la noche —existe un ocaso—, tampoco se puede pasar de forma automática de la vigilia al sueño sin previamente haber conseguido un grado de relajación suficiente que predisponga al sueño (período de transición).

Hay pocas cosas, por no decir ninguna, que pueda hacer el individuo "para dormirse". Sin embargo, sí que es posible encadenar una secuencia conductual y cognitiva que favorezca la "desconexión" y predisponga a la somnolencia (y posterior conciliación del sueño). Esta secuencia de conductas y pensamientos, cuanta más "rutina" y "orden" exprese, mayor probabilidad de inducir el sueño asegura.

Cada persona tiene sus propias rutinas y, *a priori*, todas pueden ser útiles (leer, escuchar música, meditar…). Como regla general, estos hábitos deberían generar relajación y evitar activación. De esta forma, se debe disminuir la intensidad y elegir un tipo adecuado de actividad. Así pues, leer será apropiado o no según el tipo de lectura (no es lo mismo leer un aburrido listado de números que los detalles escabrosos de una noticia de sucesos…) y la situación en la que leamos (luz suave y recostados cómodamente versus luz intensa y en una situación incómoda). Lo mismo sucede con la música o con cualquier tipo de actividad.

Para un buen dormidor, la habitación, la cama y el silencio constituyen un potente estímulo de discriminación que conducirá en pocos minutos a la somnolencia y a la conciliación del sueño.

Sin embargo, el paciente con insomnio ha perdido el adecuado "control estimular" de la situación y, como consecuencia, asocia la habitación y la cama a la vigilia y a conductas incompatibles con el sueño. De ahí se entiende por qué algunos jóvenes y adolescentes con insomnio son capaces de dormirse viendo la TV, en el coche, etc., pero son incapaces de dormir en su propia cama.

Claves, entre 1 y 2 horas antes de acostarnos

– Evitar todas aquellas situaciones que puedan activar el SNC (discusiones, planificar la jornada escolar, exposición a la luz intensa, actividad física…).

– Actuar para conseguir tranquilidad y bienestar físico y emocional (baño caliente, lectura ligera, escuchar música relajante…).

TERCERA PARTE.
RESOLVER / SOLUCIONES PRÁCTICAS

51 / 100

¿QUÉ ES EL INSOMNIO Y QUÉ TIPOS DE INSOMNIO PUEDEN DARSE?

El insomnio es una alteración con alta prevalencia que puede llegar hasta el 30% de la población general y hasta el 10% de los adolescentes. Por insomnio se entiende la dificultad para iniciar o mantener el sueño, despertar precoz o sueño no reparador.

Generalmente se considera el insomnio como síntoma de una etiología concreta, aunque el insomnio primario existe como categoría diagnóstica independiente.

Las causas más frecuentes —no médicas— en general son las alteraciones del estado anímico (ansiedad y/o estados depresivos) y la deficiente higiene del sueño.

Según la forma de presentación, el insomnio puede clasificarse en insomnio de inicio (dificultades para conciliar el sueño) o insomnio de mantenimiento (con despertares frecuentes o despertar precoz de madrugada). En muchos casos, el factor desencadenante del insomnio se controla o desaparece y, sin embargo, las dificultades para dormir persisten sin causa aparente: en estos casos hablamos de insomnio psicofisiológico.

En definitiva, y para huir de "etiquetas" técnicas, podemos encontrarnos frente a tres tipos de situaciones:

1. Me acuesto y no hay forma de dormirme. Empiezo a dar vueltas en la cama y mi cabeza no para de repasar lo que me ha pasado durante el día o lo que haré mañana. No tienen por qué ser pensamientos desagradables, pero no me dejan "desconectar" para luego dormir. A medida que va pasando el tiempo, me voy poniendo más nervioso, no paro de mirar el reloj. Cuanto más intento dormir, más nervioso me pongo; cuanto más nervioso, más me cuesta dormir, y así empieza el círculo vicioso (insomnio de inicio).

2. Me acuesto, me duermo rápido y sin problemas, pero me despierto varias veces con dificultad para volver a dormir. La sensación es muy desagradable: estoy despierto, no sé qué hacer para dormir, el reloj (mi eterno enemigo nocturno) me informa de lo tarde que es y, además, nadie puede ayudarme. Toda mi familia está dormida (insomnio de mantenimiento).

3. Me acuesto, me duermo sin muchas dificultades y, salvo excepciones, suelo dormir más o menos del tirón. En el caso de despertarme, son despertares muy cortos. Mi problema es la sensación de no descansar (sueño no reparador).

Insomnio inicio + Mantenimiento (por ansiedad/depresión)
Insomnio inicio + Mantenimiento (psicofisiológico)
Insomnio inicio + Mantenimiento (por mala higiene del sueño)

52 / 100

¿CÓMO SE TRATA?

El tratamiento del insomnio deberá ser, siempre que sea posible, etiológico, eliminando la causa que lo provoca. La combinación de estrategias psicológicas, cronobiológicas y farmacológicas será la forma más adecuada de tratar al paciente insomne. Entre las estrategias psicológicas se incluyen técnicas cognitivo-conductuales (control de estímulos, restricción, técnicas de relajación, reestructuración cognitiva...) y medidas de higiene del sueño.

> – Intenta seguir las normas de higiene del sueño de forma estricta.
> – Piensa qué factores internos (preocupación, tensión) o externos (ruidos, hábitos familiares) pueden interferir en tu sueño.
> – Si detectas alguna posible causa o causas, escribe un pequeño esquema de posibles soluciones.
> – Tú te conoces mejor que nadie. Si eres algo introvertido y te cuesta expresar tus inquietudes, busca consejo en quien más confianza tengas; seguro que se puede solucionar.
> – El plan de acción siempre empieza por ti, pero casi siempre pasa por tus padres: que lean tu esquema, que escuchen tus dificultades y, entre todos, buscad la mejor opción.

En el insomnio por ansiedad o depresión deberemos controlar el estado anímico que lo provoca. Sin embargo, las técnicas cognitivo-conductuales serán siempre una terapia complementaria para mejorar el sueño. Si el mal dormir es el resultado de una mala higiene del sueño, se deberá valorar qué aspectos interfieren en el descanso nocturno y se modificarán.

53 / 100

¿QUÉ ES LA INTERVENCIÓN COGNITIVO-CONDUCTUAL MULTICOMPONENTE?

El tratamiento no farmacológico del insomnio psicofisiológico básicamente se estructurará en varias sesiones predeterminadas, generalmente entre 8 y 10, de las cuales se necesitan como mínimo 1 o 2 sesiones para realizar una evaluación exhaustiva del problema.

En estas sesiones se hace esencialmente una intervención "multicomponente" que combina varias estrategias conductuales y cognitivas, de acuerdo con las características propias de cada insomnio y de cada insomne.

En algunos casos, prevalecerán las pautas de control de estímulos; en otros, el componente fundamental serán las intervenciones cognitivas o de restricción de tiempo en cama, siempre complementadas con la educación sobre el sueño y sus alteraciones en general y con medidas de higiene del sueño en particular.

Si en la entrevista clínica se sospechara de alguna alteración del sueño (SAHS, SPI, etc.) que pueda provocar el insomnio, eventualmente se pueden realizar pruebas complementarias (especialmente polisomnografía nocturna, registro de actimetría, etc.). La utilización de cuestionarios más o menos estructurados para complementar la información clínica dependerá básicamente del clínico y de la capacidad del paciente de poner el problema en su justo contexto, de sus recursos a la hora de señalar las variables que pueden influir en el insomnio y de la predisposición a la utilización de este tipo de instrumentos diagnósticos. Cuando se ha llegado a un diagnóstico preciso (en este caso, insomnio psicofisiológico), se puede iniciar el proceso terapéutico.

54 / 100

¿CÓMO APLICAR ESTAS TÉCNICAS?

En este apartado hablaremos de cómo aplicar las técnicas no far-macológicas más utilizadas para el tratamiento del insomnio psicofi-siológico: *control de estímulos, restricción de tiempo en cama, técnicas de relaja-ción, reestructuración cognitiva y medidas de higiene del sueño.*

Aproximación inicial. Para empezar, podrías intentar seguir esta serie de pautas que iniciarán el proceso de la terapia:

1. Realiza un *autorregistro de sueño* durante 15 días + un *autorregistro de estado anímico* durante 15 días.

2. Calcula la *eficiencia del sueño y el número total de horas* de sueño.

3. Calcula tu *nivel de ansiedad y/o tristeza* durante el día (escala HAD).

4. Si tu nivel de *ansiedad es alto*, aplica de forma regular *entrenamiento autógeno Schultz* (+ ayuda alternativa).

4. Si tu nivel de *tristeza es alto*, hay que *buscar ayuda externa*.

5. Establece una *"ventana de sueño"* teniendo en cuenta el TTS real (si duermes como promedio seis horas, intenta no estar en la cama más de seis horas y establecer horarios fijos de acostarse y levantarse de acuerdo con esas seis horas. Aunque hayas dormido poco y mal, levántate a las seis horas de haberte acostado).

55 / 100

¿CUÁNTO TIEMPO DE AUTORREGISTROS DEL PATRÓN DE SUEÑO DEBERÁ REALIZAR EL ADOLESCENTE?

En este proceso introduciremos una evaluación sistemática de las variables específicas del sueño (latencia de sueño, número de despertares, TTS, etc.) mediante autorregistros que el paciente cumplimentará en casa durante un período de dos semanas.

Este autorregistro es fundamental por varias razones: primero, por la información concreta que aporta al clínico y que le ayudará después a guiar el tratamiento; segundo, porque promueve en el paciente una visión más objetiva y sistemática del insomnio, lo que puede derivar en un efecto "tranquilizador", ya que no es infrecuente que el paciente descubra que realmente duerme más y mejor de lo que realmente creía inicialmente, y tercero, porque permite tener una línea base del trastorno y posibilitará tener un control más exhaustivo de los avances terapéuticos. Por esa razón, los autorregistros son un instrumento diagnóstico-terapéutico muy útil que debe utilizarse durante todo el tiempo que dure el tratamiento.

Una vez analizadas las variables que nos aportan los autorregistros, tanto el clínico como el paciente tienen las bases para instaurar las técnicas más indicadas en cada caso.

Antes de la implantación de técnicas específicas, el joven ya tendrá nociones básicas sobre el funcionamiento normal del ritmo de sueño-vigilia, los factores que pueden interferir el sueño y las técnicas cognitivo-conductuales que se pueden utilizar.

Del mismo modo, en las primeras sesiones del tratamiento ya se habrán discutido aquellos pensamientos, creencias y expectativas (disfunciones cognitivas) del paciente con respecto al insomnio, sus causas y su posible tratamiento. De esta forma, y de manera gradual, iremos introduciendo lentamente al paciente en el "proceso terapéutico", dando las instrucciones pertinentes en cada momento.

Inicialmente, en cada sesión se van introduciendo nuevos componentes de tratamiento, valorando los cambios que se van produciendo, evaluando las dificultades y conductas inadecuadas y, sobre todo, reforzando en el joven aquellos aspectos positivos de su actuación y modificando los disfuncionales.

56 / 100

¿QUÉ ES LA TÉCNICA DE CONTROL DE ESTÍMULOS?

La técnica de control de estímulos constituye una de las estrategias más utilizadas y más efectivas en el tratamiento no farmacológico del insomnio psicofisiológico (aquél que se crea por la obsesión de no poder dormir). Fue desarrollada por Richard Bootzin en 1972 en la Universidad de Northwestern y consiste en una serie de normas derivadas de la premisa que para la mayoría de conductas —incluido el sueño— existe un estímulo que, después de asociarlo sistemáticamente con esa conducta, se convierte en un "estímulo discriminativo" para el desarrollo de la misma. Ello implica que las características de la "situación estimular" (cama, habitación) se asocian con la conducta posterior, el sueño.

El objetivo principal de este tipo de técnicas es que el joven sea capaz de reasociar la habitación y la cama con el sueño en lugar de con la vigilia. Para ello se instruye al paciente para que evite realizar cualquier actividad en la cama que no sea dormir, incluyendo las "conductas encubiertas":

1. Utilizar la cama sólo para dormir.

2. Evitar ver la TV, comer, estudiar, permanecer despierto preocupándose, etc. en la cama.

3. Establecer unas rutinas previas al sueño y realizarlas de forma regular todas las noches.

4. Ponerse en una posición cómoda, apagar la luz, cerrar los ojos e intentar dormir. Si a los 10 minutos no se ha logrado dormir, salir del dormitorio e ir a otra habitación a hacer alguna actividad tranquila. Cuando se sienta somnoliento, volver a la cama. Repetir este paso todas las veces necesarias.

5. Si no se ha dormido o si se despierta y no se puede conciliar el sueño, repetir el paso anterior siempre que sea necesario, a intervalos aproximados de 10 minutos.

6. No se debe ver la TV en la cama, ni comer, estudiar, conectarse a Internet, etc. (conductas manifiestamente incompatibles con el sueño), ni tampoco permanecer en la cama despierto sin hacer nada "preocupado" por no poder dormir (conducta encubierta).

Y allí estaba Carmina, a sus 14 años despierta a las 3 de la madrugada, auriculares en sus oídos, escuchando música, comiendo galletas y tecleando en su PC, aceptando o rechazando amigos del Facebook. Sus padres le dejaban porque habían leído en algún lugar que era mejor hacer algo para distraerse en lugar de intentar dormir... Evidentemente era una verdad a medias (la peor de las mentiras).

57 / 100

RESTRICCIÓN DEL TIEMPO EN CAMA

El tratamiento de restricción del tiempo en cama fue concebido por Arthur Spielman y consiste básicamente en restringir el tiempo en cama y ajustarlo lo más exactamente posible al tiempo que el paciente duerme en realidad. Posteriormente se incrementarán de forma gradual el número de horas en cama hasta conseguir el período de sueño óptimo.

Está basado en la observación de que los insomnes tienden a estar mucho tiempo despiertos en la cama intentando "compensar" el déficit de sueño al que están expuestos. Paradójicamente, el tiempo total de sueño no difiere significativamente de las personas que duermen bien; sin embargo, la eficiencia de sueño (relación entre el tiempo en cama y el tiempo de sueño) es baja con respecto a los buenos dormidores.

Estas técnicas inducen un ligero déficit de sueño que permitirá favorecer su inicio, mejorar su mantenimiento y aumentar el porcentaje de sueño profundo. A medida que esta estrategia se muestre efectiva se aumentará el tiempo que se permanece en la cama de forma progresiva.

Las instrucciones que se darán al paciente requerirán una observación previa durante 15 días del tiempo en cama y del tiempo total de sueño. Para ello se animará al joven a realizar un autorregistro de sueño donde anotará estas variables, permitiéndole así calcular la eficiencia del sueño y la media del tiempo total de sueño.

Un efecto colateral en las primeras fases de tratamiento es la aparición de somnolencia diurna. Es importante en este punto reforzar al máximo al paciente para seguir adelante, recordándole que la somnolencia es una consecuencia indeseable pero no insoportable y que a medida que transcurran los días el sueño nocturno irá mejorando, se irá consolidando, con lo que la somnolencia diurna dará paso progresivamente a la sensación de buen descanso nocturno.

$$\text{Eficiencia de sueño (ES)} = \text{Tiempo total de sueño (TTS)} / \text{Tiempo total de tiempo en cama (TTC)} \times 100$$

Juanjo era un chico de 16 años con un historial de sueño impecable. Desde que era un bebé había dormido perfectamente bien. Hace unos meses, y por una serie de problemas personales que ahora no vienen al caso, empezó a despertarse más de la cuenta, su sueño no era reparador y no podía dormir en total más de 5-6 horas. Tomó una decisión aparentemente lógica: "Como duermo poco y necesito dormir más para encontrarme bien durante el día, voy a solucionarlo acostándome una hora antes. Como tengo que levantarme a las 7.30 h, adelantaré la hora de acostarme a las 21.30 h y así conseguiré las horas que necesito aunque me despierte."

Lo que no sabía Juanjo es que esta decisión empeoraría aún más las cosas.

58 / 100

¿QUÉ INSTRUCCIONES HAY QUE SEGUIR PARA LA RESTRICCIÓN DEL TIEMPO EN LA CAMA?

1. Registrar durante dos semanas el tiempo total de sueño (TTS) utilizando autorregistros.

2. Calcular la media del TTS y la eficacia de sueño de estas dos semanas.

3. No permanecer en la cama más tiempo que el TTS + 30 minutos.

4. Incrementar progresivamente el tiempo en cama (TTC) 15 minutos en períodos semanales a medida que el sueño vaya mejorando, manteniendo fija la hora de levantarse.

5. Si el sueño nocturno no mejora inicialmente, reducir el TTC en 15 minutos.

6. Respetar las normas de control de estímulos y evitar siestas diurnas.

Juanjo debería haber optado por la estrategia de restricción en lugar de "aumentar" su tiempo en cama. Es un procedimiento conceptualmente sencillo pero difícil de llevar a la práctica: necesitamos altas dosis de paciencia, decisión y autocontrol. Juanjo mejoró su sueño siguiendo las instrucciones de la técnica de restricción de tiempo en cama.

Primero, durante una semana, realizó una agenda de sueño donde se estableció de manera muy clara cómo se presentaba su insomnio. El resumen era que se despertaba 2-3 veces por noche y generalmente le costaba mucho volver a conciliar el sueño en el primero de estos despertares, sobre las 2-3 de la madrugada. El tiempo total de sueño promedio que recogió en su agenda de sueño esa semana fue de 5 horas y 50 minutos.

A partir de ahí se le dio la instrucción de que no estuviera en la cama más de 5 horas y 30 minutos, y establecimos un nuevo horario de acostarse y levantare. Debía acostarse alrededor de las 00.30 h y debía poner el despertador a las 6 h (fines de semana incluidos). Aunque las primeras noches fueron duras porque el sueño no mejoraba y además el obligado madrugón era un martirio, a partir de la cuarta noche Juanjo empezó a dormir sin despertarse. Es decir, consiguió mejorar la "calidad", pero todavía no la "cantidad" de su sueño.

A partir de ese momento, cada semana Juanjo aumentaba 15 minutos el momento de acostarse hasta llegar a la hora que debía (en su caso alrededor de las 22.30 h), siempre y cuando su sueño se mantuviera estable. Al final de varias semanas dormía bien sin despertarse hasta las 06.30 h.

En la última fase fue poniendo el despertador cada semana 15 minutos más tarde (insisto, fines de semanas incluidos), hasta que al final, y felizmente, el sueño se reguló.

59 / 100

¿ENTENDERÁ EL ADOLESCENTE LA IMPORTANCIA DE RELAJARSE?

Un factor común a la mayoría de insomnios y que juega un factor crucial en el mantenimiento del problema es la presencia de tensión, ansiedad y preocupación excesiva, bien por los acontecimientos vitales del día a día, bien por la incapacidad de dormir adecuadamente. Este hecho es especialmente relevante en el insomnio psicofisiológico, por lo que el entrenamiento en técnicas de relajación (formación autógena, relajación progresiva, *biofeedback*) será muy útil a la hora de manejar el problema.

Si bien por sí solas las técnicas de relajación son a menudo insuficientes para solucionar el insomnio, no es menos cierto que contribuyen a favorecer el sueño (la relajación es el estado fisiológico inmediatamente anterior al sueño) y, en todo caso, serán de gran utilidad para el paciente a la hora de aplicar las estrategias de control de estímulos y/o de restricción de tiempo en cama que implican, sin duda, esfuerzo, trabajo y, en ocasiones, ansiedad por conseguir resultados (ansiedad de actuación).

Las técnicas de relajación serán, pues, un buen componente terapéutico, bien por su propia eficacia, bien para garantizar la eficacia de otras medidas terapéuticas.

En general, los ejercicios de relajación son de fácil manejo para el paciente, requieren relativamente poco tiempo para aprenderse y, si se practican de forma regular, contribuyen sin duda a la mejoría clínica.

Entender claramente cuál es el objetivo real del entrenamiento en relajación (eliminar o reducir la ansiedad) es básico para su eficacia. De no ser así, podría producirse un efecto paradójico, es decir, provocar más ansiedad al no conseguir conciliar el sueño inmediatamente después de practicar el ejercicio.

En este sentido, conocer bien las características específicas de cada sujeto, el tipo de insomnio que presenta y el tipo de activación que manifiesta (somática versus cognitiva) será fundamental para el clínico a la hora de recomendar un tipo u otro de ejercicio de relajación, de forma que debería adaptarse el tipo de abordaje terapéutico a cada insomne.

Adaptar las estrategias terapéuticas a las necesidades específicas en cada momento y para cada sujeto es básico para el éxito terapéutico, de forma que la elección de las técnicas debería también tener en cuenta la forma de presentación del insomnio (conciliación, mantenimiento o despertar precoz).

Las técnicas de relajación son en principio unas estrategias fáciles de aprender y sencillas de aplicar. Sin embargo, necesitan un entrenamiento sistemático y, sobre todo, una práctica regular en casa para conseguir los objetivos de reducir la ansiedad y la tensión. Es importante animar al joven a practicarlas de forma regular, sin esperar efectos inmediatos pero sí a medio plazo, y recalcando su función relajante más que hipnótica.

Si el insomnio es sobre todo de conciliación —"Me cuesta dormir"—, probablemente se deba a una activación somática consecuencia de un aumento de la tensión y/o el nerviosismo. En este caso el entrenamiento en técnicas de relajación (por ejemplo, Schultz) podría ser de mucha utilidad.

Si el insomnio se manifiesta de madrugada, en forma de despertares, la técnica más útil sería el control de estímulos.

60 / 100

¿EN QUÉ CONSISTE LA FORMACIÓN AUTÓGENA DE SCHULTZ?

Uno de los efectos colaterales que puede producir aplicar las técnicas de restricción, sobre todo en las fases iniciales, es el aumento de la ansiedad anticipadora. Es decir, es muy probable que Juanjo "anticipe" que va a tener problemas con el sueño y ese hecho es suficiente para aumentar el nerviosismo, que, a su vez, aumenta los problemas para dormir. Para intentar minimizar los efectos de la ansiedad, el entrenamiento en técnicas de relajación puede ser de gran ayuda. La que puso en práctica Juanjo con muy buen resultado fue el entrenamiento autógeno de Schultz, que os describimos a continuación.

Instrucciones

1. Sentarse cómodamente en un sillón confortable o tumbarse en una cama de forma que todos los miembros estén totalmente apoyados sobre la superficie.

2. Cerrar los ojos y respirar de forma natural (no forzar la respiración).

3. Explorar mentalmente la postura, comodidad... empezando por la cabeza y hasta los pies.

4. Ejercicio de "parada de pensamiento": sin abrir los ojos y sin mover la cabeza, mover los ojos a la derecha-centro-izquierda-centro. Repetir 3 veces.

5. Tensión (3 segundos), relajación (3 segundos) del brazo dominante. Repetir el ejercicio 3 veces.

6. Ejercicio de concentración: concentrándose en el brazo dominante, hay que conseguir la "sensación de peso" (por ejemplo, imaginando que el brazo sostiene algo muy pesado).

7. Finalización del ejercicio: respirar suavemente y mover los brazos para activarme (siempre y cuando no haga el ejercicio inmediatamente antes de dormirme).

61 / 100

¿CÓMO MEJORAR LAS MEDIDAS DE HIGIENE DEL SUEÑO?

Analiza detenidamente las *medidas de higiene del sueño*. Debes *incorporar* aquellas medidas que no realices (por ejemplo, ejercicio regular), *modificar* las que sean perfectibles (por ejemplo, horarios de acostarse) y *eliminar* las incompatibles con el sueño (por ejemplo, tomar estimulantes).

Los períodos de tiempo en la cama excesivamente largos suelen estar acompañados de un sueño fragmentado y poco profundo. Y recuerda que el sacrificio a corto plazo producirá ganancias a largo plazo.

Seguimos con Juanjo. Todo el trabajo que hizo le llevó al éxito porque lo complementó con la aplicación estricta de las medidas de higiene del sueño. En su caso fue fundamental introducir la práctica de ejercicio físico regular a media tarde, reducir drásticamente la exposición a la luz de la *tablet*, el PC... dos horas antes de acostarse y modificar radicalmente su dieta. Comía fatal y de forma totalmente desordenada.

62 / 100

¿EN QUÉ CONSISTE LA REESTRUCTURACIÓN COGNITIVA?

La terapia cognitiva aplicada al insomnio consiste básicamente en eliminar las falsas creencias que el insomne presenta sobre el sueño y su disfunción. Suele aplicarse en paralelo a las intervenciones conductuales (control de estímulos, restricción del tiempo en cama, higiene del sueño) y trabaja sobre los componentes cognitivos que hacen mantener el insomnio, centrando la atención sobre aquellos aspectos que pueden favorecer el sueño y minimizando aquellos que pueden dificultarlo y que, generalmente, absorben todo el flujo de pensamientos del paciente.

Las estrategias de reestructuración cognitiva pretenden ayudar al joven paciente a identificar sus pensamientos erróneos sobre el insomnio (disfunción cognitiva) en todas sus dimensiones, tanto causales como en sus consecuencias, enfrentarlo a evidencias que den validez o no a esas creencias y, finalmente, sustituirlas por expectativas y cogniciones más realistas. Para ello es necesario introducir al paciente en el marco teórico que sustenta la psicología cognitiva, explicando claramente la relación entre situación-pensamiento-emoción-conducta.

La primera fase de la terapia cognitiva consiste en descubrir los pensamientos y las creencias irracionales del paciente sobre el sueño y el insomnio. Para ello será muy útil un autorregistro sistemático sobre estos pensamientos y las emociones y conductas que arrastran.

63 / 100

DISFUNCIONES COGNITIVAS MÁS FRECUENTES CON RESPECTO AL SUEÑO

– Ideas erróneas sobre las causas del insomnio.
– Magnificar las consecuencias de no dormir lo suficiente.
– Expectativas poco realistas sobre las posibles soluciones.
– Percepción de falta de control sobre el sueño (indefensión aprendida).
– Creencias equivocadas sobre las conductas que pueden inducir el sueño.

Una vez identificadas las cogniciones disfuncionales, debe probarse su validez y sustituirlas por otras más adaptativas.

Para ello han mostrado gran eficacia las técnicas de reevaluación, reatribución y descatastrofización (Beck *et al.*,1979, 1985; Freeman *et al.*, 1990; Meichenbaum, 1977). Todas estas técnicas se realizan en paralelo a las demás intervenciones conductuales y se van aplicando a medida que van apareciendo.

Los pacientes a menudo van expresando esas creencias de forma gradual y manifiestan disfunciones cognitivas una vez iniciado el tratamiento. Los miedos irracionales sobre las consecuencias dramáticas de no dormir aparecen muchas veces relacionados con la propuesta de restricción de tiempo en cama o la imposibilidad de realizar siestas. Es en este momento cuando la intervención del clínico hará patentes los errores y ayudará al joven insomne a sustituirlos por otros más adaptativos.

Juanjo tenía una serie de ideas preconcebidas que no ayudaban a mejorar la situación. Los "errores cognitivos" más significativos en su caso y que debieron modificarse eran:

1. "Cuanto más intente dormir, más probabilidades tengo de conseguirlo." Falso: el sueño no se puede forzar; es más, cuanta más ob-

sesión por dormirme, más ansiedad "de actuación" y, por tanto, más difícil conciliar el sueño.

2. "Si aumento el tiempo en cama, compensaré los despertares nocturnos y así aumentaré el tiempo de sueño." Falso: cuantas más horas pase en la cama, tanto más fragmentado será mi sueño, de menos calidad y más superficial.

3. "Si no consigo dormir más y mejor, las consecuencias serán terribles e irreversibles." Falso: aunque es obvio que si no duermo bien no me encontraré en condiciones óptimas durante el día, hay que relativizar. Las consecuencias de dormir poco son "soportables" y "reversibles", y tenemos que desdramatizar la situación para evitar la espiral de ansiedad-insomnio-ansiedad.

64 / 100

¿CUÁNTO TIEMPO TARDARÁ EL ADOLESCENTE EN OBSERVAR RESULTADOS?

Si estas normas se cumplen de forma sistemática, probablemente en pocas semanas el paciente asociará progresivamente la cama y la habitación ("estímulo discriminativo") con la somnolencia y el sueño, de forma que finalmente conciliará el sueño con mucha mayor rapidez.

Si reservamos la cama exclusivamente para dormir, la conducta de tumbarnos en ella se convertirá en un potente indicador de quedarse dormido.

Con todas estas normas y estrategias (y sin necesidad de tomar medicación), Juanjo fue capaz en cuatro semanas de tener el problema de sueño prácticamente resuelto. Los resultados terapéuticos fueron excelentes en un tiempo relativamente corto.

En el caso de María, sin embargo, el proceso terapéutico fue mucho más largo, costoso y complicado de lo que planteamos en el pronóstico inicial. En este caso había componentes psicológicos y familiares que actuaban de factores de mantenimiento del problema y que retrasaron mucho la mejoría clínica. Pasaron meses hasta que de forma muy lenta y progresiva María fue mejorando su sintomatología.

En el caso de Miguel, la solución fue rápida, pero sólo después de haber conseguido hacer un diagnóstico correcto, lo que tardó más tiempo del deseable.

65 / 100

¿QUÉ DEBE APORTAR EL TERAPEUTA DURANTE EL PROCESO?

Fundamentalmente, a lo largo de estas ocho sesiones de tratamiento el terapeuta deberá orientar en todo momento al paciente, ayudándole a vencer resistencias, desmontando las cogniciones disfuncionales que vayan surgiendo a lo largo del proceso y reforzando todos los logros conseguidos. En la mayoría de casos, junto a las normas de control de estímulos y de restricción del tiempo en cama (que configuran el núcleo del tratamiento), es muy útil introducir el entrenamiento en técnicas de relajación, ya que, aunque no tengan en todos los pacientes una repercusión directa sobre el sueño, siempre le ayudarán a "sobrellevar" mejor la ansiedad que le puedan producir las técnicas propuestas (CE, RTC), especialmente al principio del tratamiento.

El terapeuta tendrá que introducir variaciones concretas en las técnicas descritas, adaptándolas a las necesidades reales de cada momento, lo que será muy valioso para el paciente, que debe percibir en todo momento la empatía del clínico.

Finalmente, si las técnicas se explican y se aplican adecuadamente, es muy probable que el joven mejore significativamente su calidad y cantidad de sueño nocturno en el tiempo establecido y adquiera las habilidades necesarias y la sensación de control perdidas, posibilitando así la solución a su insomnio y permitiendo pautas de actuación en posibles futuras recaídas.

- Entrevista clínica estructurada.
- Cuestionarios específicos sobre alteración del sueño.
- Escalas psicológicas (ansiedad, depresión).
- Autorregistros del sueño.
- Pruebas complementarias (PSGn).

66 / 100

¿QUÉ ES EL RETRASO DE FASE O SÍNDROME DE FASE RETRASADA DE SUEÑO?

Es la alteración del sueño más frecuente en los adolescentes, con consecuencias nefastas para su calidad de sueño y su calidad de vida.

Se caracteriza por la dificultad para dormirse, haciéndolo más tarde de lo habitual, seguida de despertares matutinos muy difíciles. El síndrome de retraso de fase (SRF) es una alteración del ritmo circadiano del sueño que consiste en un retraso estable del período de sueño nocturno habitual, caracterizado por insomnio a la hora de acostarse y dificultad para despertarse por la mañana en el momento deseado, y esto provoca una somnolencia diurna excesiva.

Tiene su inicio típicamente en la adolescencia, y si no se trata tiende a prolongarse durante la vida adulta.

Habitualmente, las personas con SRF son incapaces de conciliar el sueño hasta altas horas de la madrugada y no pueden despertarse hasta últimas horas de la mañana. Durante sus horarios de sueño preferidos, la duración y la calidad del sueño son generalmente normales.

Los problemas de insomnio y somnolencia diurna se originan cuando los adolescentes deben ceñirse a un horario social, laboral o académico que les obliga a avanzar el inicio del sueño o de la vigilia, y les es muy dificultoso o casi imposible levantarse a la hora estipulada. Durante los días laborales, no suelen dormir más de 2-5 horas por noche, pero es muy característico que el fin de semana intenten compensar la privación crónica de sueño alargando el período de descanso.

El objetivo principal del tratamiento en los trastornos del sueño en los adolescentes, sobre todo cuando se produce un retraso de fase, es alinear el reloj circadiano con el ciclo luz-oscuridad de 24 horas deseado.

Hay que descartar alteraciones médicas o psicológicas y asegurarse de que las normas de higiene del sueño se aplican correctamente. Es importante, y será condición previa antes de iniciar el tratamiento para la corrección del síndrome de retraso de fase (SRF).

Nota: el caso de Mireia, que vimos en el primer consejo de este libro, es un claro ejemplo de síndrome de retraso de fase.

67 / 100

¿EL RETRASO DE FASE ESTÁ RELACIONADO CON LA "PEREZA" ADOLESCENTE?

Por la imposibilidad de seguir unos horarios regulares de estudio ni de trabajo, suelen ser jóvenes a los que se califica como *noctámbulos* o *vagos*, y generalmente son mal considerados dentro del contexto sociofamiliar. Es un trastorno normalmente muy incomprendido por las familias.

El índice de depresión, pérdida de apetito, problemas de concentración y atención es alto, así como la presencia de trastornos afectivos. Como consecuencia, sufren un aumento de problemas escolares, familiares, laborales, sociales y de salud.

En los períodos vacacionales, libres de límites horarios, vuelven a retrasar su ritmo de sueño sin presentar insomnio ni somnolencia, ya que se acuestan más tarde y normalmente se pueden levantar más tarde por las mañanas en comparación con los horarios que realizan durante el curso escolar. A menudo esto origina problemas sociolaborales, pues sus horas más activas física e intelectualmente hablando suelen ser superada la medianoche. Esto ocasiona problemas en las actividades diurnas y favorece la aparición de síntomas de depresión.

El síndrome de retraso de fase (SRF) es el trastorno más frecuente del ritmo circadiano y suele comenzar a manifestarse durante la adolescencia, si bien las consultas al médico no suelen llegar hasta la segunda década de la vida, cuando el problema ya se ha vuelto crónico. La prevalencia es de un 0,3% en la población general y un 7-16% entre adolescentes y adultos jóvenes. En más de un 40% de los casos se asocia a la historia familiar.

68 / 100

¿QUÉ ORIGINA EL RETRASO DE FASE?

Su origen es desconocido y se han sugerido diferentes hipótesis:

– Período circadiano intrínseco más prolongado de lo habitual. Es decir, la frecuencia circadiana, llamada *tau*, no es exactamente de 24 horas, sino que parece aumentar incluso a 25 horas, lo que lleva a un retraso paulatino de los horarios de sueño.

– Anomalías de la curva de respuesta a la luz. De hecho, la hipersensibilidad a la luz vespertina puede ser un factor que precipita o favorece la conversión en crónico del retraso de la fase del sueño. Por este motivo es muy importante que los adolescentes intenten evitar estímulos lumínicos a últimas horas de la tarde y, sobre todo, después de cenar. Ejemplos claros de estos estímulos lumínicos son las pantallas de ordenador, que tan frecuentemente utilizan los jóvenes a esas horas para navegar, chatear, jugar…

– Imposibilidad para adelantar la fase del sueño de forma natural.

– Menor capacidad para compensar la privación crónica de sueño.

69 / 100

¿TIENE LA GENÉTICA ALGO QUE VER EN LA APARICIÓN DEL SRF?

Se ha observado una predisposición familiar al SRF. En mamíferos, el reloj circadiano está controlado por genes activadores o promotores y represores que regulan el ritmo vigilia-sueño (Wisor *et al.*, 2002).

La expresión de estos genes (*clock gene*) determina las preferencias para establecer el período principal de sueño. En el SRF suele existir una agregación familiar, y se piensa que este problema tiene un condicionante genético. En estos pacientes existen de forma muy significativa más variaciones en el gen Per3 que en los sujetos sanos, lo que demuestra que esta mutación constituye un factor de riesgo (Ebisawa *et al.*, 2001). Por el contrario, variaciones en el gen CK1 Épsilon ejercen una función protectora para desarrollar un SRF (Ebisawa *et al.*, 2007).

En otro estudio realizado para analizar las preferencias "matutinas-vespertinas" en estudiantes se han apreciado diferencias: es más frecuente la preferencia "vespertina" en varones.

Existen muchos estudios que demuestran la tendencia de los adolescentes en general a retrasar el episodio de sueño nocturno, pero no se conoce exactamente cuánto influyen los factores exógenos y endógenos. Aunque muchos jóvenes con horarios de sueño retrasados son capaces de adaptarse a un horario convencional cuando es preciso, es cierto que los síntomas de SRF, retraso estable del ciclo vigilia-sueño, aparecen por primera vez a esta edad.

70 / 100

¿QUÉ IMPORTANCIA TIENE LA EXPOSICIÓN A LA LUZ DIURNA?

La organización del ritmo circadiano sueño-vigilia es responsabilidad de una zona de nuestro cerebro llamada *núcleo supraquiasmático del hipotálamo* (NSQ), que "decide" cuándo dormimos y cuándo debemos estar despiertos. El sincronizador (*zeitgeber*) más potente para nuestro cerebro es la exposición a la luz, lo que implica que una exposición lumínica en momentos inadecuados o una intensidad deficiente de luz pueden provocar cambios en nuestro ritmo de sueño-vigilia, en nuestro nivel de alerta diurno e incluso en nuestro humor (trastorno afectivo estacional). Es fácil, pues, entender que para tener una vigilia "óptima" es imprescindible estar expuestos a la luz brillante durante las primeras horas del día. Valoremos entonces, por ejemplo, el nivel de intensidad lumínica que tienen nuestros adolescentes en las aulas del cole...

Del mismo modo que para funcionar correctamente (tanto a nivel físico como cognitivo y emocional) durante la vigilia necesitamos estar expuestos a la luz, para promover un buen sueño nocturno nuestro sistema nervioso necesita oscuridad. De la misma forma que no se pasa abruptamente del día a la noche (existe una disminución progresiva de la luz a la oscuridad), tampoco pasamos súbitamente de la máxima alerta (vigilia) al sueño: necesitamos una "desactivación" progresiva que, sin duda, se retrasará si estamos expuestos a la luz intensa en las últimas horas del día. A partir de las 20 o las 21 de la noche (es decir, unas 2-3 horas antes de la hora que planeábamos caer en brazos de Morfeo) se debería evitar la exposición a la luz si queremos dormir plácidamente después. Explicaremos esta situación con un ejemplo práctico muy ilustrativo: simplemente el hecho de estar expuestos 15 minutos a la luz que emite una tablet o un PC disminuye a la mitad nuestra secreción de melatonina, también llamada *hormona natural del sueño*... Sacad vosotros mismos las conclusiones...

71 / 100

MÉTODOS DIAGNÓSTICOS: TÉCNICAS SUBJETIVAS Y OBJETIVAS

La sospecha diagnóstica del SRF se realiza de acuerdo con la historia clínica del paciente con queja de dificultad para conciliar el sueño, por un retraso estable del período de sueño nocturno habitual. Estas alteraciones de sueño se asocian a repercusiones en el funcionamiento diurno. Su diagnóstico definitivo se basa en el análisis de los marcadores de fase del sistema circadiano. Estos parámetros pueden determinarse mediante técnicas subjetivas y objetivas.

Actigrafía
Es una técnica muy útil en la evaluación del ciclo vigilia-sueño en relación con la hora. Los actímetros son pequeños aparatos que se sujetan a la muñeca o el tobillo y registran el movimiento del sujeto, niño o adulto, en su entorno habitual.

La posibilidad de monitorizar a los sujetos sin que se precise su colaboración activa, durante largos períodos de tiempo y con dispositivos no invasivos, es la principal fortaleza de esta técnica. Las interferencias con el movimiento del compañero de cama, la activación de los sensores durante los viajes por el movimiento del vehículo y los errores que se pueden generar con la retirada temporal del actímetro son sus principales limitaciones. En la actualidad se puede registrar, a la vez, movimiento, luz ambiente y temperatura corporal periférica, lo que proporciona un mejor entendimiento de la situación real del paciente por parte del médico.

Polisomnografía (PSG)
Es lo conocido comúnmente como *estudio de sueño*. Consiste en el registro de la actividad cerebral, la respiración, la actividad cardíaca y la actividad muscular durante el sueño. Se realiza habitualmente en

el laboratorio de sueño durante una noche, aunque también se puede realizar de forma ambulatoria en casa del paciente

La PSG no es necesaria para el diagnóstico del SRF, pero puede ser útil cuando se sospecha de la coexistencia de patologías de sueño primarias que pueden empeorar el SRF, como un síndrome de apneas del sueño o un síndrome de piernas inquietas.

72 / 100

MARCADORES DE LA FASE CIRCADIANA

Determinación de melatonina

La determinación en muestras seriadas de plasma o saliva del momento preciso en el que se activa la secreción de melatonina (Dim Light Melatonin Onset, DLMO) es un excelente marcador de fase del sistema circadiano.

Normalmente el DLMO se registra alrededor de las diez de la noche. Los pacientes con SRF, sin embargo, presentan DLMO bastante más tardíos. No obstante, debido a la dificultad en la recogida de muestras y en su análisis, todavía se trata de una técnica relegada a estudios de laboratorio.

Termometría

El registro de temperatura central se considera, junto con el del ritmo de melatonina, el mejor marcador de fase del sistema circadiano.

Sin embargo, la dificultad de este procedimiento radica en su carácter invasivo y molesto, por lo que se han desarrollado técnicas alternativas. Una de éstas es la medida de la temperatura de la piel de la muñeca. La alternancia entre la activación simpática, durante el período de actividad, y parasimpática, durante el período de descanso, genera un ritmo en el flujo sanguíneo de la piel que se traduce en cambios de temperatura.

Durante el sueño, la temperatura de la piel aumenta, mientras que ésta desciende durante los períodos de actividad. Su principal limitación son las modificaciones debidas a las condiciones térmicas ambientales. La facilidad de su registro, junto con el hecho de que es un excelente marcador de fase del sistema circadiano, son sus principales ventajas.

73 / 100

MONITORIZACIÓN DE LA EXPOSICIÓN A LA LUZ

A pesar de que el retraso de fase extremo está condicionado genéticamente, en muchos casos se mantiene y se refuerza por la inadecuada exposición a la luz de los sujetos.

En sujetos con SRF se observa una excesiva exposición a luz brillante antes de acostarse, y reducida exposición durante las primeras horas de la mañana, lo que facilita la perpetuación del SRF. Por ello, resulta de interés el registro de la exposición a la luz como una técnica complementaria para detectar la posible causa del trastorno y sobre todo para evaluar la adherencia a cambios en hábitos de vida instaurados para su tratamiento.

Muchas veces la percepción de los hábitos que tenemos no coincide plenamente con las mediciones objetivas. Esto sucede muy frecuentemente en todo lo relacionado con el sueño.

Por ejemplo, existen muchos casos de pseudoinsomnio, en los que la persona cree que duerme muy poco o nada y tras la realización de un estudio del sueño se objetiva que las horas de sueño son muchas más de las que la persona creía. Lo mismo sucede con la exposición a la luz. En la consulta, los pacientes nos explican que por el día presentan una importante exposición a la luz, bien sea natural o artificial.

Esto muchas veces no coincide con la realidad, y al medir con sensores la exposición lumínica real encontramos que pasan muchas más horas en penumbra de las que ellos contaban. En estos casos la mayoría de los desajustes del ritmo vigilia-sueño se solucionan adaptando las necesidades de exposición lumínica al desajuste del sueño observado.

74 / 100

MÉTODOS SUBJETIVOS: DIARIOS DE SUEÑO Y CUESTIONARIOS SOBRE HÁBITOS DE SUEÑO

Un diario de sueño consiste en anotaciones diarias de las horas en que sucede el sueño. No hay diario de sueño estandarizado. El más utilizado es una tabla con las 24 horas del día en las columnas y 14 días en las filas.

Es el método más difundido, y su cumplimiento supone un pequeño esfuerzo para los jóvenes, que tienen que rellenarlo cada día. De todas maneras, este esfuerzo es de gran utilidad, ya que también sirve para que los jóvenes implicados tomen consciencia de sus horarios de sueño, en muchas ocasiones un tanto caóticos.

En este caso, muchas veces sucede lo mismo que con la exposición lumínica. El paciente se da cuenta de los horarios reales que está llevando. Personas que creen que llevan unos horarios regulares de acostarse y levantarse se dan cuenta de que esto no es así, y éste es el primer paso para solucionar el problema.

En los cuestionarios sobre hábitos de sueño se pregunta por los horarios habituales respecto a las últimas semanas o meses, entre 4 semanas y 6 meses. Muchos no tienen en cuenta preguntar por las diferencias entre los días de la semana y los fines de semana, aspecto importante en el diagnóstico del SRF.

Las variables que deben obtenerse para el diagnóstico de SRF, independientemente del método empleado, son:

- Hora de irse a la cama.
- Hora de inicio del sueño.
- Número y duración de despertares de >5 minutos de duración.
- Hora de despertarse y o levantarse.

75 / 100

¿QUÉ SITUACIONES SE PUEDEN CONFUNDIR CON EL SRF?

El síndrome de retraso de fase de sueño (SRF) debe diferenciarse de aquellos patrones de sueño que son variantes de la normalidad, sobre todo en adolescentes y adultos jóvenes que presentan una preferencia para mantener un horario de sueño retrasado sin alteración en su funcionamiento o rendimiento (preferencia circadiana vespertina).

Las actividades personales y sociolaborales que se realizan a última hora de la tarde pueden perpetuar y exacerbar el retraso de la fase de sueño. Unos hábitos de sueño inapropiados tienen un papel importante en el desarrollo y el mantenimiento de un patrón de sueño retrasado. El SRF debe diferenciarse de otras causas que provocan una dificultad en el inicio y/o mantenimiento del sueño.

En el SRF, cuando el paciente puede acostarse en su horario deseado, la conciliación y el mantenimiento del sueño son normales. Sin embargo, los pacientes con insomnio tienen dificultad para iniciar el sueño independientemente de la hora de irse a dormir (insomnio de conciliación) y el sueño suele ser fragmentado (insomnio de mantenimiento).

En algunos casos, la evolución de un SRF durante meses o años puede llevar al paciente a una situación de inseguridad y ansiedad anticipadora al sueño, lo que agrava el problema.

76 / 100

¿POR QUÉ SE PRODUCE ANSIEDAD ANTICIPADORA AL SUEÑO?

Esto sucede debido a que durante todo este tiempo esta persona intenta acostarse a la hora que supuestamente debería para poder dormir las horas necesarias para un correcto funcionamiento diurno. Por ejemplo, acostarse a las 23 si tiene que levantarse a las 8, esto sería lo ideal.

Pero lo que sucede es que en realidad a esa hora no puede conciliar el sueño, porque como hemos visto su reloj biológico está retrasado por distintos y complejos motivos. Esto le lleva a pasar varias horas en la cama intentando dormir sin conseguirlo, lo que causa una situación desagradable. Por este motivo, si esto se cronifica el dormitorio se convierte en un espacio "hostil", aparece ansiedad y se puede retrasar más todavía el horario de inicio del sueño, retrasado ya de por sí por el propio SRF.

Diferentes trastornos psiquiátricos, como la depresión, el trastorno bipolar o los trastornos de ansiedad, se asocian con la dificultad para conciliar el sueño, así como para mantenerlo, lo que en muchas ocasiones provoca dificultades para levantarse por la mañana, pero el patrón sueño-vigilia característico del SRF no suele estar presente en estas situaciones. En esta ocasión, el SRF también puede coexistir con trastornos psiquiátricos. En estos jóvenes será de enorme utilidad conseguir sincronizar sus horarios de sueño con los necesarios para sus actividades diarias, ya que esto ayuda a que el problema mental se controle de forma mucho más favorable.

77 / 100

¿QUÉ SON LAS PARASOMNIAS?

La parasomnia es un trastorno de la conducta durante el sueño asociado con episodios breves o parciales de despertar, sin que se produzca una interrupción importante del sueño ni una alteración del nivel de vigilia diurno. Son estados de confusión durante el sueño que implican movimientos anormales y antinaturales, comportamientos, emociones, percepciones y sueños que se producen mientras se concilia el sueño, durante las fases del sueño o durante la privación del sueño. Las parasomnias más frecuentes son el sonambulismo, los terrores nocturnos y las pesadillas.

La mayoría de parasomnias son estados del sueño disociados que presentan despertares parciales durante la transición entre la vigilia y el sueño NREM o la vigilia y el sueño REM. El síntoma de presentación suele estar relacionado con la conducta en sí misma. Son más frecuentes en niños, aunque pueden persistir hasta la edad adulta, en la que tienen un mayor significado patológico.

En la mayoría de las parasomnias (episodios de actividad anormal durante el sueño), tanto las relacionadas con el sueño REM como las que se producen durante el sueño lento no-REM, la privación de sueño, junto con el estrés y las disfunciones circadianas, parece ser un factor determinante que desencadena y/o aumenta la frecuencia e intensidad de los episodios. El consumo de alcohol y de algunas drogas (cocaína, anfetaminas…) pueden también precipitar episodios de terrores nocturnos, pesadillas…

78 / 100

¿QUÉ SON EL TRASTORNO POR MOVIMIENTOS PERIÓDICOS DE LAS PIERNAS (MPP) Y EL SÍNDROME DE PIERNAS INQUIETAS (SPI)?

Podríamos definir el SPI como un trastorno de la "vigilia" que dificulta la conciliación del sueño por la "inquietud" que siente el paciente en las piernas, y el MPP como un trastorno del "sueño" que impide a la persona mantener un descanso continuado.

El SPI mantiene un ritmo circadiano, y es mucho más frecuente la aparición de los síntomas a última hora de la tarde y a primeras horas de la noche, si bien los síntomas también pueden aparecer por el día. Sustancias como la cafeína, el alcohol y el tabaco suelen agravar los síntomas.

El trastorno por MPP consiste en la repetición de movimientos breves y bruscos de las piernas durante el sueño. Estos movimientos son normales al inicio del sueño, el nivel patológico consiste en que continúen a lo largo de la noche. Cuando esto sucede causa una pérdida en la calidad del sueño de los pacientes, que normalmente refieren escasa calidad del sueño a pesar de dormir un número suficiente de horas.

Además de los síntomas de inquietud desencadenados normalmente con el reposo nocturno, el 80% de pacientes diagnosticados de SPI presentan, durante el sueño, movimientos periódicos de las piernas. En los niños y en los adolescentes es frecuente que el SPI se confunda con un trastorno por déficit de atención e hiperactividad o con dolores del crecimiento. Otras veces se suceden las distintas patologías en la misma persona.

Víctor es un chico de 16 años que desde hace varios meses presenta problemas en clase. La profesora le ha tenido que llamar varias veces la atención debido a que, estando en clase y sin motivo aparente, Víctor se levanta de su silla y comienza a caminar por el aula, incluso muchas veces ha tenido que salir al pasillo con la necesidad de correr.

Además, está continuamente moviéndose, incluso cuando está sentado. Lo normal en estos casos es pensar que esta actitud tan movida es debido a desinterés o a algún problema de tipo psicológico. Nada más lejos de la realidad, lo que a Víctor le sucede es que presenta un SPI. Tiene una sensación de inquietud en las piernas que le obliga a tener que moverse. Este trastorno, neurológico, poco tiene que ver con la forma de ser ni con el estado mental.

El origen es una deficiente función de un neurotransmisor cerebral llamado *dopamina*, y este déficit es lo que causa la aparición de estos síntomas tan molestos. El tratamiento muchas veces ha de ser farmacológico, con fármacos específicos que facilitan la función dopaminérgica.

Normalmente se asocia este síndrome a síntomas nocturnos que impiden conciliar el sueño, esto es lo más frecuente, pero en muchos casos, como el de Víctor, los síntomas también pueden aparecer durante el día.

79 / 100

¿QUÉ ES LA HIPERSOMNIA Y CÓMO SE TRATA?

La hipersomnia primaria es uno de los denominados *trastornos intrínsecos del sueño*. Se caracteriza por somnolencia diaria excesiva, episodios prolongados de sueño nocturno e intervalos de sueño diurno durante al menos un mes.

En la mayoría de las hipersomnias (narcolepsia, hipersomnia idiopática, síndrome de Kleine-Levin...), mantener unas adecuadas medidas de higiene del sueño es imprescindible. Éstas deben ir orientadas, por una parte, a mejorar al máximo la calidad del sueño nocturno para evitar la privación de sueño que aumenta a su vez la somnolencia diurna.

En este sentido, mantener horarios regulares de sueño-vigilia y aplicar todas las medidas que se adoptarían para prevenir el insomnio serán de utilidad. Por otro lado, el consumo diurno de alcohol (y/o sedantes) aumentará sin duda la somnolencia diurna, por lo que deberían evitarse siempre que sea posible.

En el caso de la narcolepsia y como parte del tratamiento, suelen recomendarse varias siestas (de una duración de aproximadamente 30 minutos) repartidas a lo largo del día para aliviar la "presión de sueño". En estos casos, breves siestas diurnas, incluso de diez minutos, suelen ser muy reparadoras y permiten al paciente mejorar notablemente su excesiva somnolencia diurna y, por lo tanto, su calidad de vida.

80 / 100

¿QUÉ CAUSA EL SONAMBULISMO Y LOS TERRORES NOCTURNOS?

El sonambulismo y los terrores nocturnos son generalmente situaciones benignas (entendida la benignidad como ausencia de patología médica asociada) para las cuales no existe un tratamiento específico. La causa de esta "alteración" es desconocida, aunque sí existen dos factores que pueden aumentar la frecuencia y la intensidad de los episodios:

– Situaciones de estrés.
– Privación de sueño.

Antes de iniciar cualquier intervención concreta en estas situaciones, deberemos asegurarnos que los episodios son realmente lo que parecen: algunas crisis epilépticas pueden confundir el diagnóstico.

Para ello, seguiremos la siguiente secuencia:

– *Agenda de sueño durante 15 días consecutivos.* Registraremos el número de episodios por noche, la intensidad y, sobre todo, la duración. Es muy importante anotar el momento de aparición de los episodios (generalmente el sonambulismo y los terrores nocturnos aparecen en el primer tercio de la noche, durante el sueño profundo).

– *Descripción de los episodios.* Si existe despertar posterior o no y, de haberlo, si hay recuerdo del episodio o amnesia. Este punto es importante: si hay recuerdo posterior quizás no sean terrores nocturnos, sino pesadillas.

– *Valoración de antecedentes y consecuencias.* Registrar durante esos 15 días las rutinas, los cambios, etc. que pueden haber desencadenado los episodios (por ejemplo, trasnochar más de la cuenta). Valorar también las consecuencias al día siguiente: sensación de mal descanso, fatiga, somnolencia, etc.

81 / 100

¿QUÉ NECESITA UN ADOLESCENTE SONÁMBULO PARA ESTAR SEGURO EN CASA?

– *Proteger la vivienda para evitar posibles accidentes.* Atención con las puertas, las ventanas y los elementos potencialmente peligrosos de la casa (cocina, terraza…). Recordad que los sonámbulos son "torpes" en su repertorio conductual y su procesamiento cognitivo está mermado al estar dormidos, por eso confunden puertas de armarios con la salida, etc. Sin embargo, en algunas ocasiones las conductas pueden ser más complejas y elaboradas. Por su parte, en los terrores nocturnos, las conductas suelen ser violentas, con lo que pueden hacerse y hacer daño.

– Si "pillamos" *in fraganti* al sonámbulo, hay que *reconducirlo a la cama, hablarle de forma tranquila con frases cortas y de fácil interpretación y evitar los sobresaltos.* En el caso de terrores nocturnos, se nos complicará la cosa: la forma de actuar es la misma, pero estaremos delante del "niño de *El exorcista".* No hay que desesperarse, paciencia hasta que acabe el episodio. Si se despierta al final del episodio, tranquilizadlo.

– *Intentar evitar situaciones de estrés* (discusiones, resolver conflictos, etc.) a última hora del día. El estrés puede desencadenar episodios. En el caso de jóvenes con un perfil de personalidad más introvertido, reservado, "sufridor", con tendencia a la ansiedad, intentar brindar apoyo e intentar descubrir posibles conflictos emocionales que puedan estar mediando en el problema.

– *Reforzar al máximo las normas de higiene del sueño,* especialmente en lo que hace referencia a los horarios de sueño y vigilia y al tiempo total de sueño (TTS). El joven sonámbulo debe dormir todas las horas que necesita. Recordemos que la privación de sueño desencadena y aumenta la frecuencia e intensidad de los episodios.

– Algunas sustancias pueden mejorar este tipo de situaciones y pueden plantearse como parte del tratamiento, sin embargo, *nunca hay que automedicarse.*

– Si en pocos días la situación no mejora o empeora, sería recomendable *la consulta a un especialista* para plantear un diagnostico diferencial más específico y valorar posibles vías de tratamiento.

82 / 100

¿CÓMO DEBEN ACTUAR LOS PADRES CUANDO DESCUBREN QUE HAY SONAMBULISMO?

– *Tranquilizar* al adolescente para que reanude el sueño si llega a despertarse y/o tratar de reconducirlo a la cama si continúa dormido.

– *Mejorar* la higiene del sueño regulando hábitos y horarios.

– *Eliminar* factores que predisponen, como la privación de sueño, tensión…

– *Adoptar* medidas de seguridad para evitar accidentes.

Iván era un chico de 14 años divertido, muy activo y gracioso, pero con una tendencia a preocuparse en exceso "sólo" cuando las cosas ya no tenían remedio. Tenía un fondo noble, pero su impulsividad le jugaba a veces malas pasadas.

Hacía normalmente lo que pensaba, pero frecuentemente no pensaba mucho lo que hacía. Eso le provocaba situaciones de conflicto con sus padres y amigos. Eso se traducía en que inevitablemente tendía a tener conflictos diurnos y éstos se traducían en episodios de sonambulismo (casi agresivo) por la noche.

De hecho, para desgracia de Iván, sus padres sabían que había tenido problemas (amigos, profesores, etc.) cuando aparecían los episodios nocturnos. Iván, a veces muy a su pesar, era un "libro abierto" donde los padres leían libremente. Cuando consultaron a nuestra clínica, fue por un aumento de los episodios que durante una temporada fueron casi cada noche. Además de pautar un tratamiento específico, dada la alta frecuencia de los episodios, se instruyó a los padres para "proteger" a Iván de situaciones potencialmente peligrosas (ventanas cerradas, llaves escondidas, dificultar acceso a la cocina, etc.).

Además de tranquilizar a los padres explicando la benignidad de los síntomas, se les instó a no despertar a Iván durante los episodios, hablarle con frases cortas y en un tono de voz tranquilo, tratar de reconducirlo a la cama y, al día siguiente, no abusar de los "interrogatorios" innecesarios.

83 / 100

¿QUÉ SON LAS PESADILLAS?
¿Y LOS TERRORES NOCTURNOS?

Las pesadillas son básicamente sueños con un contenido emocional de angustia intensa. Suelen reflejar (de forma anárquica y desorganizada) nuestro estado anímico diurno y normalmente "expresan" nuestros miedos más íntimos ("almacenados" en nuestra memoria y propulsados por nuestro sistema límbico en forma de pesadillas) en situaciones de conflicto emocional.

Una buena forma de empezar a enfrentarnos a las pesadillas (y, por tanto, también a nuestros miedos) es definirlas más objetivamente: el miedo es algo así como un fantasma que se hace cada vez mayor cuanto más corres huyendo de él. Mejor parar, darte la vuelta e intentar tocarlo: desaparecerá.

En las temporadas en las que estemos con más ansiedad, deberemos iniciar un entrenamiento diurno diario destinado al análisis de la situación, intentar valorar objetivamente las consecuencias reales del supuesto conflicto y, en todo caso, buscar alternativas.

Por otro lado, y con el fin de controlar los síntomas somáticos, será muy útil el entrenamiento en técnicas de relajación, que, practicadas de forma regular, nos pueden conceder un grado mucho mayor de autocontrol, lo cual es muy deseable.

Si las pesadillas aparecen de forma ocasional, intentaremos aprender de ellas para conocernos mejor y no les prestaremos más atención de la que merecen. Si, por el contrario, son muy frecuentes, repetitivas, intensas y perturbadoras, quizás debamos enfrentarnos con ellas.

Una característica de las pesadillas es que "nunca tienen final", no aparecen los rótulos "The end" y seguimos con otro sueño como si nada hubiera pasado. Esta característica nos facilitará la solución.

Otra característica propia de los sueños angustiosos es que suelen versar sobre una misma temática —aunque con matices externos que las hacen parecer diferentes— y que expresan nuestros miedos más íntimos (miedo al rechazo, a quedarnos encerrados, a la oscuridad, a hablar en público....), probablemente derivados de experiencias tempranas "traumáticas" almacenadas en nuestra memoria.

Pesadillas
– Aparecen en la segunda mitad de la noche.
– Se producen durante la fase REM de sueño.
– Se produce ansiedad con discretos niveles de activación autonómica.
– Existe contacto con la realidad y recuerdo posterior.
– No suelen producirse gritos ni vocalizaciones.
– Los contenidos son elaborados.

Terrores nocturnos
– Aparecen en el primer tercio de la noche.
– Se producen en las fases N3 de sueño.
– Se producen altos niveles de ansiedad con intensa activación autonómica.
– No hay contacto con la realidad ni recuerdo posterior.
– Se producen vocalizaciones y gritos frecuentes.
– Los contenidos son poco elaborados.

84 / 100

¿SE PUEDE "LUCHAR" CONTRA LAS PESADILLAS?

Además de intentar controlar nuestro estado anímico diurno, podemos "luchar" contra las pesadillas "engañando a nuestro cerebro despierto" tal como él nos "engaña a nosotros dormidos". La *técnica del "nuevo final"* puede ser una interesante manera de cambiar algo el discurrir de esas insoportables y horribles falsas "vivencias" nocturnas. Cómo hacerlo:

— Al día siguiente de la pesadilla (o inmediatamente después si ésta nos despierta), escribir lo más exhaustivamente posible el relato de la pesadilla, recreándonos en ella y sin olvidarnos de ningún detalle, por escabroso que éste sea.

— Al cabo de unas horas, *releer el relato*, añadir más detalles si los recordamos e intentar descubrir qué ha llevado a nuestro cerebro a soñar con aquello. Seguro que encontraremos detalles para establecer relaciones con lo que nos ha sucedido. Este ejercicio nos acercará más a nosotros mismos y el autoconocimiento nos ayudará a todos los niveles.

— Cuando "comprendamos" algo mejor el o los porqués de la pesadilla, vamos a *ponerle un final feliz*. Este final es importante que sea creíble, que guarde una relación lógica con el sueño y que tenga que ver con las "causas" que lo han desencadenado (ejemplo, si sueño que me persiguen y no puedo correr, puedo "reescribir" el sueño apostando por un final mejor: son mis amigos que me gastan una broma y no puedo correr porque me están sujetando...).

— Una vez escrito el "final feliz", *a lo largo del día* y en diferentes momentos tengo que ejercitar la imaginación y *recrearme en esa nueva historia*. Si soy persistente, al cabo de unos días de trabajar con ese pensamiento tendré muchas posibilidades de que la pesadilla ya no sea tal y de que los sentimientos de ansiedad y angustia nocturnos disminuyan.

Sonia, de 14 años, consultó con su madre por un inicio súbito de pesadillas repetitivas. Después de indagar diferentes aspectos de su vida y de concluir (erróneamente) que no existían razones "extrañas" para estos episodios nocturnos, iniciamos algunas acciones destinadas a mejorar la situación.

Entre otras medidas, decidimos que "reescribir" la pesadilla intentando explicar de forma más racional la "historia" e ilustrando un "final feliz" sería una buena forma de empezar.

Pasaban las semanas y no sólo no mejoraba, sino que parecía empeorar. Al reevaluar el caso y después de insistir en una de las visitas, las lágrimas delataron a Sonia, que acabó explicándonos un grave conflicto con una persona cercana a la familia.

85 / 100

¿QUÉ ES EL SÍNDROME DE APNEA/HIPOAPNEA OBSTRUCTIVA DEL SUEÑO?

El *síndrome de apnea/hipoapnea obstructiva del sueño* (SAHS) se caracteriza por una dificultad respiratoria durante el sueño en forma de pausas respiratorias (apneas) y disminución del flujo respiratorio (hipoapneas), frecuentemente acompañadas de ronquido y que básicamente se producen por una relajación excesiva de la musculatura de la vía respiratoria alta.

En este trastorno respiratorio del sueño, todos aquellos factores que favorezcan el colapso del tracto respiratorio empeorarán el cuadro clínico: alcohol, inductores del sueño y, en general, todos los depresores del sistema nervioso central aumentarán la relajación muscular y favorecerán la aparición de apneas y roncopatía.

Anna acudió a la consulta porque notaba fatiga y somnolencia diurna en clase. Aunque se dormía rápidamente cuando se acostaba (e incluso antes en el sofá), su sueño no era reparador y explicaba la sensación de tener un sueño "ligero".

No había signos externos que sugirieran alteraciones fisiológicas del sueño, salvo que presentaba un ronquido no muy intenso con respiración ruda. Además, tenía la sensación de soñar mucho y de tener la boca muy seca al levantarse por la mañana.

El ronquido (leve) que presentaba nos hizo pensar que quizás, además, tuviera paradas respiratorias nocturnas durante el sueño (apneas). Se realizó una polisomnografía nocturna y, efectivamente, esos síntomas respiratorios poco llamativos que describía iban acompañados de 23 apneas/hipoapneas por hora de sueño. Habíamos descubierto las causa de su problema; ahora "sólo" quedaba pasar por el quirófano para extirpar amígdalas y adenoides, trabajo que gustosamente cedimos al otorrinolaringólogo.

86 / 100

LEER O ESTUDIAR ANTES DE DORMIR ¿RELAJA O ESTIMULA?

Depende del tipo de lectura y del ambiente donde leamos. Si leemos temas que nos interesan mucho y que estimulan nuestra curiosidad, probablemente nos estimulará. Si además leemos en una habitación con una intensidad de luz alta, dificultaremos la fabricación de melatonina y, por tanto, el sueño.

Pity es una joven de 18 años, y desde muy joven una apasionada lectora de libros de ciencia. Su devoción es tan grande que comienza a leer cada noche después de cenar. Esto la relaja y, sin darse prácticamente cuenta, cae en los brazos de Morfeo de forma plácida. Su sueño es continuo durante toda la noche y por la mañana se siente fresca y llena de energía.

El caso de Albert, en cambio, es totalmente distinto. Normalmente deja los deberes para última hora, y en época de exámenes normalmente se queda estudiando hasta bien entrada la noche.

El sueño de nuestro amigo dista mucho del sueño reparador de Pity. Albert normalmente tarda en conciliar el sueño y, una vez que lo hace, suele presentar frecuentes despertares. Por las mañanas se encuentra cansado, somnoliento y con importantes dificultades para concentrarse.

Estos dos ejemplos muestran que lo más importante no es si se lee o no antes de dormir, sino cómo se hace.

87 / 100

¿QUÉ IMPORTANCIA TIENEN LOS HORARIOS DE SUEÑO-VIGILIA?

Una de las normas de higiene del sueño, y probablemente la más importante, para conseguir un sueño de calidad es mantener una regularidad horaria a la hora de acostarse y levantarse.

El proceso del sueño se rige siguiendo dos patrones neurobiológicos básicos, que son el homeostático "proceso S" y el "proceso C" o circadiano.

La ruptura del ritmo circadiano por manipulación externa de los horarios de sueño-vigilia (forzada, como en la mala higiene del sueño, o espontánea en algunos insomnes) implicará sin duda alteraciones del sueño, ya sea insomnio de inicio y/o mantenimiento, ya sea somnolencia excesiva diurna e, incluso, en algunos casos, exacerbación de parasomnias (terrores nocturnos, sonambulismo...).

Como hemos explicado ya en otros capítulos, uno de los puntos fundamentales de las medidas de higiene del sueño es tener unos horarios de sueño-vigilia muy regulares (es decir, acostarse y levantarse a la misma hora) y tener estos horarios ajustados a nuestras necesidades reales. Si bien es cierto que por necesidades escolares los adolescentes tienen que levantarse a la misma hora (con más o menos facilidad), no lo es menos que la hora de acostarse se convierte en un misterio.

A última hora siempre hay algo que terminar, alguien con quien hablar, una última canción que escuchar o, simplemente, poca voluntad o capacidad para dar el día por acabado.

88 / 100

¿QUÉ SON LOS INSOMNES
DEL DOMINGO NOCHE?

Un buen ejemplo cotidiano de insomnio agudo lo encontramos en los llamados *insomnes del domingo noche*. Efectivamente, muchos jóvenes y adolescentes "buenos dormidores" experimentan dificultades de conciliación sólo el domingo por la noche.

Ello es principalmente debido al cambio de horarios que se produce el fin de semana: trasnochan, se levantan tarde, hacen siesta y, por tanto, el domingo por la noche, por el mero hecho de haber alterado el ritmo circadiano habitual, el cerebro es incapaz de dormirse a la hora establecida.

En estos casos la única consecuencia suele ser una ligera privación del sueño con aumento de la somnolencia diurna —el lunes— y recuperación de la periodicidad circadiana normal a partir del lunes noche.

Eso es lo que le pasaba a Miguel, del que antes os explicamos sus vacaciones descontroladas. En este caso estaríamos hablando de una versión reducida en plan fin de semana. Acostarnos y levantarnos más tarde los fines de semana es un hábito muy frecuente y probablemente normal. Sin embargo, una de las consecuencias será la dificultad para conciliar el sueño el domingo por la noche.

89 / 100

¿LA DESORGANIZACIÓN DE HORARIOS PERPETÚA EL INSOMNIO?

La desorganización horaria está en la base causal y/o de mantenimiento del insomnio. Es cierto que en muchos casos la irregularidad horaria es la causa del problema, pero en otros, una vez ya desencadenado el insomnio, la irregularidad horaria es consecuencia de los intentos del paciente por compensar las consecuencias del mal dormir.

Siestas diurnas, acostarse muy pronto por la noche, levantarse muy tarde por la mañana o una combinación de varios de estos factores no hará sino empeorar la situación. De hecho, en muchos casos, una vez desaparecido el factor desencadenante del insomnio (estrés, problema de salud...), éste persiste justamente por una desorganización horaria que actúa como un "factor de mantenimiento" del problema.

90 / 100

¿ESTAR DEMASIADO TIEMPO EN LA CAMA PERPETÚA EL INSOMNIO?

Si bien a corto plazo la estrategia de "descansar en la cama" puede aliviar temporalmente las consecuencias del insomnio, no es menos cierto que a medio y largo plazo el exceso de horas en la cama (con relación al tiempo total de sueño) se convierte en un importante factor de mantenimiento del insomnio psicofisiológico.

Esto es justamente lo que explicábamos antes en el caso de Juanjo: intentaba compensar su falta de sueño acostándose antes, lo que en lugar de mejorar la situación ayudaba a perpetuarla.

91 / 100

¿TENDRÁ EL PACIENTE QUE OBLIGARSE A MADRUGAR PARA SEGUIR EL TRATAMIENTO?

Una vez calculadas las variables, se animará al paciente a establecer un horario de sueño ("ventana de sueño") de acuerdo con el tiempo dormido, es decir, si la media de horas dormidas es de seis horas (suponiendo que estuviera ocho horas en la cama, la eficiencia de sueño sería del 75%), se dará la instrucción de permanecer en la cama sólo seis horas en un horario preestablecido.

Este horario de seis horas puede "recortarse" bien en el inicio de la noche, lo que obligará al paciente a "madrugar", bien al final de la noche, lo que obligará al insomne a "trasnochar".

En todo caso, en ambas situaciones se incrementará la "presión de sueño", aumentando la somnolencia y de forma secundaria reduciendo la ansiedad de actuación (de hecho, el paciente "debe intentar no dormir" al menos hasta cierta hora de la noche).

Si bien la "ventana de sueño" puede establecerse a elección del paciente, para mantener la consistencia con el control de estímulos es preferible mantener una hora de levantarse regular y reajustar solamente el momento de acostarse.

Este punto fue muy importante en el éxito terapéutico de Juanjo. Fue capaz de madrugar según los horarios establecidos incluso los fines de semana. La restricción de tiempo en cama es una estrategia muy útil si se efectúa a rajatabla.

92 / 100

¿ES IMPORTANTE MANTENER LA DISCIPLINA?

Una vez establecida la "ventana de sueño", el paciente deberá permanecer en la cama sólo las horas establecidas, aplicando en ese período las normas de control de estímulos en el caso de que no pueda conciliar el sueño. Por la mañana y a la hora preestablecida, se levantará de la cama, tanto si ha dormido mucho como si ha dormido poco, y no volverá a dormir hasta la noche siguiente a la hora pactada, evitando la realización de siestas diurnas.

Una vez el sueño empiece a mejorar, se irá incrementando de forma gradual el tiempo en cama aumentándolo quince minutos cada semana. Se mantendrá igual si el sueño no mejora o incluso se restringirá ligeramente si éste empeora.

En todo caso, y como referencia, se le pedirá al paciente que aumente 15 minutos el tiempo en la cama sólo cuando la eficiencia de sueño sea igual o superior al 90%. De esta forma, semana a semana el paciente permanecerá en la cama dormido cada vez más tiempo (15 minutos), tiempo que se irá aumentando paulatinamente hasta encontrar un período de sueño funcional.

Probablemente en las fases iniciales del tratamiento y postratamiento la duración del tiempo dormido no será necesariamente muy superior con respecto al período inicial, pero sí lo serán, y de forma significativa, tanto la eficiencia de sueño como la calidad, con lo cual la percepción subjetiva del paciente será muy positiva.

Esta percepción, sin duda, hará que el joven adquiera progresivamente "confianza" en su sueño y en las posibilidades de actuación frente al insomnio, generando así la percepción de control, percepción que se había perdido después de noches sin dormir.

93 / 100

¿PUEDE EL ADOLESCENTE NO QUERER COLABORAR?

La mayoría de los adolescentes insomnes mantienen expectativas poco realistas sobre sus necesidades de sueño, magnifican las consecuencias negativas de su insomnio y presentan atribuciones causales externas e inestables sobre la etiología de su insomnio.

Las normas de control de estímulos hacen surgir en el paciente dudas sobre la idoneidad de salir de la cama a medianoche. El paciente puede pensar erróneamente que "no dormir pero al menos descansar" es una estrategia adecuada para compensar su déficit de sueño. De nuevo, el terapeuta tiene que ayudar a identificar ese error cognitivo, cuestionar su validez y, finalmente, proponer un argumento alternativo.

La terapia cognitiva aplicada al insomnio se va modificando constantemente a lo largo del proceso terapéutico de un mismo paciente, adquiere dimensiones muy diferentes según el paciente y experimenta cambios constantes a lo largo del tratamiento.

Mónica era una chica de 16 años muy inteligente, de hecho su CI estaba por encima de la media, y los argumentos que utilizábamos para intentar convencerla de aplicar las técnicas de control de estímulos eran rebatidos sistemáticamente.

En el fondo, no quería aplicar ninguna técnica porque para ella no existía ningún problema. Según ella, tenía una "mala temporada" que hacía que no durmiera "del todo bien" y que "al no afectarme durante el día" sólo era cuestión de tiempo que todo volviera a la normalidad. Finalmente tuvimos que reconocer que en parte (pero sólo en parte) tenía razón y que los padres magnificaron en exceso la situación.

Estaban realmente muy preocupados por las consecuencias que podría acarrear para su hija no dormir bien. En este caso, las técnicas cognitivas para eliminar expectativas poco realistas tuvieron que aplicarse más a los padres que a Mónica, aunque ella también tuvo que ceder y aceptar algunos de nuestros planteamientos.

94 / 100

¿ES IMPORTANTE QUE EL ADOLESCENTE CUENTE CON APOYO FAMILIAR?

Es importante señalar que en la mayoría de los casos se hace necesaria la intervención a todos los niveles, añadiendo además un componente de refuerzo positivo continuado por parte del terapeuta (y coterapeutas-padres) con el fin de ayudar al joven a cumplir los plazos y objetivos marcados en el tratamiento.

Antes de iniciar la intervención propiamente dicha, es fundamental una buena evaluación, que incluirá entrevistas estructuradas y focalizadas en el insomnio y los factores mantenedores y causales y escalas clínicas (Hamilton, Beck, STAI, etc.) para valorar el estado anímico del paciente y descartar estados depresivos o de ansiedad que puedan interferir el buen sueño nocturno.

Como veis, la frontera entre el apoyo familiar (básico, fundamental, necesario siempre) y la sobreprotección en una franja de edad algo especial a veces para los padres es difícil de detectar.

Mónica (consejo 93) contaba con todo el apoyo familiar posible, pero ese "apoyo" había traspasado los límites de lo aceptable. Los padres de Mónica, de forma involuntaria, no hacían más que proyectar sus miedos y dudas sobre las supuestas consecuencias terribles de no dormir. Lo que habían conseguido era el efecto contrario al pretendido, y Mónica estaba totalmente a la defensiva y se negaba a recibir ayuda.

95 / 100

¿EN QUÉ CONSISTEN LOS INHIBIDORES Y LOS FACILITADORES DEL SUEÑO?

En el grupo de los adolescentes, es clara la interferencia de determinados hábitos disfuncionales en algunos casos de insomnio, bien como causa principal, bien como factor de mantenimiento del problema. Disponer de estrategias claras para mantener de forma consistente unas normas de higiene del sueño será fundamental para conseguir un sueño reparador.

Existen una serie de patrones de conducta, que incluyen alimentación, estilo de vida, horas de exposición a la luz, organización horaria, etc., que pueden funcionar, y de hecho lo hacen, como auténticos "facilitadores" o "inhibidores" del sueño, de forma que en circunstancias normales esos factores pueden alterar el sueño o potenciarlo. A ese conjunto de circunstancias "ideales" para el sueño se le denomina *higiene del sueño*: circunstancias necesarias para dormir bien, aunque no siempre suficientes.

De hecho, algunas personas, especialmente los jóvenes y adolescentes, duermen bien prácticamente en cualquier situación; otros duermen aceptablemente sólo si se cumplen determinadas circunstancias concretas, y existe un grupo de personas que, aun cumpliéndose todos los requisitos necesarios, en determinadas épocas de su vida tienen verdaderos problemas para conseguir un sueño reparador.

96 / 100

¿EN QUÉ CONSISTE EL TRATAMIENTO MEDIANTE CRONOTERAPIA?

Es una técnica que trabaja sobre los relojes internos para recuperar los ritmos biológicos perturbados. El paciente con retraso de fase debe mantener un horario regular de vigilia-sueño los 7 días de la semana, pues pequeños cambios pueden hacer que la recuperación sea muy difícil.

Se recomienda un retraso progresivo de 2-3 horas diarias de los horarios de acostarse y levantarse durante 5-6 días sucesivos, permitiendo al episodio mayor de sueño desplazarse hasta la hora deseada. Este cambio va supeditado a una gran adherencia de rutinas de sueño-vigilia y buenas prácticas de higiene del sueño: se deben evitar las siestas y el horario de las comidas y el ejercicio físico se han de ir ajustando al nuevo horario cada día, entre otras cuestiones.

Si bien la cronoterapia ha demostrado ser un tratamiento eficaz en condiciones de laboratorio, fuera de éstas existen muchos factores que limitan la efectividad y las posibilidades de aplicación de este método.

El problema principal es que son necesarios varios días para ajustar el horario, lo que puede resultar difícil y pesado para los pacientes e interferir en sus horarios académicos y laborales, ya que algunos días el episodio principal de sueño es durante el día, con riesgo de exposición a la luz en el tiempo circadiano inadecuado.

Se han descrito otras alternativas, aunque los resultados suelen ser peores. Una posibilidad es adelantar de forma progresiva, 30-60 minutos, la hora de acostarse y levantarse, o dormir durante seis días en los horarios habituales, después un día sin dormir y al día siguiente adelantar la hora de acostarse y levantarse en 90 minutos. Así sucesivamente hasta llegar a la hora deseada.

97 / 100

¿EN QUÉ CONSISTE EL TRATAMIENTO POR LUMINOTERAPIA?

La luz tiene un cometido determinante en la restauración del ritmo circadiano. La administración de luz brillante por la mañana provoca un avance de fase de los ritmos circadianos en el SRF, mientras que la administración nocturna incrementa el retraso de fase.

La luminoterapia, por tanto, consiste en exponerse a la luz durante las primeras horas de la mañana y evitarla a últimas horas de la tarde.

La duración y la intensidad de la exposición tienen que ser individualizadas, y se deben ir ajustando según la respuesta del adolescente. Por ejemplo, se puede utilizar de forma inicial durante dos horas la luminoterapia al levantarse a 2.500 lux, o exposiciones más intensas durante menos tiempo (10.000 lux durante 30-40 minutos).

Aunque faltan estudios largos, randomizados y controlados con placebo para determinar la intensidad, la duración o la hora de exposición a la luz, en la práctica clínica existe suficiente evidencia que demuestra la eficacia de la luminoterapia en el tratamiento del SRF.

Siguiendo la curva de respuesta de fase (PRC) humana tras la administración de un pulso de luz, los mayores beneficios se obtendrán inmediatamente después del mínimo de temperatura corporal (CT minutos o T nadir), que suele ser unas dos horas después del inicio del sueño.

Dado que medir la temperatura clínicamente no siempre es fácil, lo más recomendable suele ser realizar la luminoterapia nada más levantarse, según la fase circadiana endógena estimada a partir de los diarios de sueño recogidos durante los días previos.

La duración de la luminoterapia debe ser individualizada según la respuesta. Es recomendable una dosis de mantenimiento para evitar un nuevo retraso de fase. Existen lámparas especiales de luminoterapia, entre 5.000 y 10.000 lux, que además filtran los dañinos rayos ultravioletas.

En nuestro entorno, debido al gran número de horas de luz y sol de que disponemos la mayoría de los días, no es necesario realmente, en la mayoría de los casos, comprar una lámpara de luminoterapia, es suficiente normalmente realizar una exposición a la luz solar en los primeros 30 minutos de nuestro día. Es conveniente también que el resto de horas de la mañana tengan la mayor luz posible. Si puede ser natural, mejor, por ejemplo buscando un sitio en clase cerca de la ventana. Si esto no es posible, es recomendable estar con luz artificial intensa, que hará una función similar a la luz natural.

La luminoterapia no se debe realizar en pacientes con retinopatía, fotosensibilidad, fotomanía o tendencia a las migrañas. Un examen oftalmológico previo es recomendable en pacientes con alteraciones oculares y/o retinianas antes de comenzar la luminoterapia

Los efectos secundarios son poco frecuentes, pero puede aparecer cefalea, irritación ocular, náuseas, sequedad ocular y dérmica, eritema y precipitación de estados hipomaníacos en pacientes con trastorno bipolar.

98 / 100

¿ES LA FARMACOTERAPIA (CON ESTRICTO CONTROL MÉDICO) OTRA ALTERNATIVA?

La utilización de hipnóticos, para mejorar la latencia de sueño, y de fármacos estimulantes, para promover la vigilia en el momento del despertar, son otras opciones existentes, que si bien podrían tener una justificación clínica, no existe ninguna evidencia de su eficacia en el tratamiento del síndrome de retraso de fase, y en todo caso deberían aplicarse con un estricto control médico.

Muchas veces, ante un caso de retraso de fase, los padres no saben cómo actuar. Sobre todo porque no entienden el origen del problema y piensan que lo que les pasa a sus hijos es un caso de insomnio similar al que ya había sufrido otro miembro de la familia con anterioridad. Después de varias semanas o meses viendo como sus hijos tienen dificultades para coger el sueño, deciden darles algún fármaco hipnótico y/o ansiolítico que hay por casa.

Esta opción no sólo no soluciona el problema, sino que además puede empeorarlo y crear dependencia al fármaco. Por este motivo, en estos casos antes de dar cualquier fármaco es mejor consultar con un especialista en sueño.

¿Y ayuda la vitamina B12 en el tratamiento del sueño? Aunque se había sugerido como un posible tratamiento en el SRF, actualmente su utilización ha sido descartada, ya que no se ha podido demostrar su eficacia. Parece aumentar el efecto de la luminoterapia sobre el SNC, si bien existen pocos estudios que demuestren su eficacia.

99 / 100

¿EN QUÉ PUEDE AYUDAR LA MELATONINA Y POR QUÉ?

Otro marcador importante del ritmo circadiano es la secreción de melatonina, controlada por la adenohipófisis. La secreción de ésta se produce durante la noche, incluso en animales que son de vida nocturna, por este motivo se la conoce como *la hormona de la oscuridad*.

Si sometemos a una luz intensa a un animal durante el período de secreción de melatonina, ésta se detiene temporalmente.

Los niveles de melatonina se pueden determinar tanto en saliva como en sangre. Distintos estudios han mostrado una disminución de la concentración de melatonina en sangre durante la pubertad.

El ritmo vigilia-sueño no es el único que sigue esta distribución circadiana, sino que existe un componente circadiano en gran variedad de comportamientos humanos, como la memoria, el rendimiento y la concentración y el estado de ánimo.

Todos estos hallazgos marcan la tendencia que se observa durante la adolescencia hacia un retraso progresivo de fase, sensación de sueño cada vez más tarde y hora de levantarse también cada vez más tarde si esto les es permitido por las circunstancias familiares y académicas. Esto es muy importante tenerlo en cuenta para las estrategias a utilizar para mejorar el sueño de los adolescentes.

Algunos adolescentes se ven muy afectados por estos cambios y a otros les afectan en menor medida.

La administración de melatonina exógena produce cambios de fase en el reloj circadiano interno: la PCR de melatonina es casi la opuesta a la PCR de exposición a la luz. La administración de melatonina vespertina (3-5 mg) es eficaz para producir un avance de fase y disminuir la latencia de sueño.

Sin embargo, como sucede con la luminoterapia, no existen unas guías estandarizadas respecto al tiempo, la dosis o la duración del tratamiento.

En la práctica clínica, suele administrarse entre 5 y 7 horas antes de acostarse, ya que estudios controlados han determinado que el mayor avance de fase se produce cuando se administra melatonina exógena seis horas antes del Dim Light Melatonin Onset (DLMO).

La administración de melatonina a dosis mayores que las dosis suprafisiológicas (>0,5 mg), si bien no produce cambios cronobiológicos mayores, sí puede presentar un efecto hipnótico concomitante, favorable para el tratamiento del SRF.

La utilización en el SRF ha de ser breve, entre 1 y 3 meses, ya que los tratamientos duraderos han demostrado una mayor tendencia a volver al retraso de fase una vez se suspende el tratamiento. Como terapia única, su efecto es menor que el de la luminoterapia.

La combinación de fototerapia por la mañana y melatonina vespertina parece ser una modalidad terapéutica mucho más eficaz. En este caso, se recomienda la administración de melatonina 12 horas antes de la exposición a la luz.

Hay que recordar que la utilización de melatonina no está aprobada por las autoridades sanitarias para el tratamiento del retraso de fase, si bien existen numerosos estudios que demuestran su eficacia y seguridad. Debe evitarse en embarazadas y lactantes.

100 / 100

TRATAMIENTOS MÉDICO-QUIRÚRGICOS: ¿CUÁNDO, CÓMO Y POR QUÉ?

En algunos casos, los problemas de sueño pueden derivar de alteraciones médicas. Las personas con hipertiroidismo, déficit de hierro, hipertrofia de las amígdalas y muchas otras enfermedades pueden generar un problema de insomnio o de hipersomnia.

En estos casos, evidentemente, la solución pasará por tratamientos médicos y/o quirúrgicos, por lo que, ante cualquier duda, deberías acudir a tu médico para una exploración de rutina que descarte este tipo de trastornos.